川崎病
診断の手引き
ガイドブック

編集 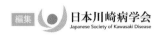 日本川崎病学会
Japanese Society of Kawasaki Disease

2020

診断と治療社

序文

　1967 年に急性熱性皮膚粘膜淋巴腺症候群として報告された疾患は，発見者への畏敬の念を込めて誰いうともなく川崎病とよばれるようになった．当初予後良好な疾患と考えられた本疾患であったが，詳細が明らかになるにつれ生命を脅かす疾患であることが判明し，川崎病と研究者との長い戦いがはじまった．

　報告から半世紀を過ぎた現在，川崎病の急性期治療法は大きく進歩し心合併症の発生率も大きく低下した．しかし，川崎病の原因はいまだに明らかになっておらず，心合併症の発生率もゼロには至っていない．心合併症の発生頻度がどれほど低くなってもわが子が合併症を引き起こすかもしれないという親の不安が軽くなることはない．根本治療がない現在，少しでも早く川崎病を正確に診断し適切な治療をはじめることがなにより肝要である．

　川崎病の診断の手引きは1970 年に初版が作成され，その後，より川崎病に特徴的で，なおかつ早期の診断が可能になるよう改訂が繰り返されてきた．改訂の流れは本書で詳しく記載されており，変更点をみればその時代の研究者達がなにを企図していたかをうかがい知ることができる．今回，およそ 15 年ぶりに行われた改訂は，症状が非定型的であるために診断や治療開始が遅れ，その結果として心合併症を起こす患者さんを 1 人でも減らしたいという川崎病研究者の切なる願いがこめられている．

　「川崎病診断の手引き改訂 6 版」は，鮎沢　衛先生を委員長とする日本川崎病学会川崎病診断の手引き改訂委員会が特定非営利活動法人日本川崎病研究センター，厚生労働科学研究 難治性血管炎に関する調査研究班の支援を得て 2 年の時間をかけて公表に至った．すでに周知されている川崎病の 6 つの主要症状を変更することはせず，診断の基準もそのまま残した．一方，川崎病が疑われるものの診断基準を満たさない主要症状 4 つ以下の患者から心合併症が少なからず発生している事実に鑑み，診断に重要な参考条項を大きく見直すことで主要症状と参考条項とを総合的に判断し不全型川崎病として発症早期から川崎病に準じた治療がはじめられるようにした．この改訂により川崎病のエキスパートではない小児科医も川崎病の標準的治療を行いやすくなったものと確信している．その一方，これまでの診断の手引きと比較して川崎病患者数，心合併症の発生頻度などがどう変化するのか，川崎病全国調査や多施設共同研究で検証していく必要がある．

　本書では，「改訂 6 版」に主要症状，参考条項として取り上げられた臨床症状や臨床所見，検査所見の特徴について一つひとつ解説を加えている．さらに，不全型川崎病の定義，臨床的特徴について記載している他，川崎病と鑑別すべき疾患にも言及している．川崎病を日常診療している専門医のみならず専攻医や研修医にも理解しやすく，必ずや役立てていただけるものと期待している．

　本書発刊に際し，執筆にご協力いただいた日本川崎病学会会員をはじめとする数多くの方々に謝意を表する．なかでも原稿をとりまとめ出版に漕ぎつけたのは鮎沢　衛先生，小林　徹先生のご尽力の賜物であり心から感謝申し上げる．さらに，本書の企画から出版に至るまでお世話になった診断と治療社の土橋幸代氏，坂上昭子氏，渡邉直人氏に深謝申し上げる．

2020 年 2 月

日本川崎病学会

会長　髙橋　啓

執筆者一覧

▶編集
日本川崎病学会

▶編集委員(五十音順)

鮎沢　衛　　　日本大学医学部小児科学系小児科学分野
小林　徹　　　国立成育医療研究センター臨床研究センター企画運営部
鈴木啓之　　　和歌山県立医科大学小児科
髙橋　啓　　　東邦大学医療センター大橋病院病理診断科

▶執筆者(五十音順)

鮎沢　衛　　　日本大学医学部小児科学系小児科学分野
池田和幸　　　京都府立医科大学大学院医学研究科小児科学
伊藤秀一　　　横浜市立大学発生成育小児医療学
上野健太郎　　鹿児島大学病院周産母子センター小児科
大熊喜彰　　　森のこどもクリニック小児科・皮膚科
大原関利章　　東邦大学医療センター大橋病院病理診断科
勝部康弘　　　日本医科大学武蔵小杉病院小児科
加藤太一　　　名古屋大学大学院医学系研究科成長発達医学
鎌田政博　　　広島市立広島市民病院循環器小児科
川村陽一　　　防衛医科大学校小児科
小林　徹　　　国立成育医療研究センター臨床研究センター企画運営部
小林富男　　　群馬県立小児医療センター循環器科
塩野淳子　　　茨城県立こども病院小児循環器科
鈴木啓之　　　和歌山県立医科大学小児科
須田憲治　　　久留米大学医学部小児科
髙橋　啓　　　東邦大学医療センター大橋病院病理診断科
土屋恵司　　　日本赤十字社医療センター小児科
中川直美　　　広島市立広島市民病院循環器小児科
中田利正　　　青森県立中央病院小児科
中村常之　　　つねファミリークリニック
中村好一　　　自治医科大学地域医療学センター公衆衛生学部門
二瓶浩一　　　東邦大学医療センター大橋病院小児科
沼野藤人　　　新潟大学大学院医歯学総合研究科小児科学分野
野村裕一　　　鹿児島市立病院小児科
濱田洋通　　　東京女子医科大学八千代医療センター小児科
布施茂登　　　NTT東日本札幌病院小児科
古野憲司　　　福岡市立こども病院総合診療科
松裏裕行　　　東邦大学医学部小児科学講座(大森)
松原知代　　　獨協医科大学埼玉医療センター小児科
三浦　大　　　東京都立小児総合医療センター循環器科
三谷義英　　　三重大学医学部附属病院周産母子センター
宮田功一　　　東京都立小児総合医療センター循環器科
吉兼由佳子　　福岡大学筑紫病院小児科

目次 Contents

I 診断の手引き改訂の背景

II 診断名の定義と特殊な病型における診断上の注意点

III 臨床症状

川崎病診断の手引き

日本川崎病学会,
特定非営利活動法人日本川崎病研究センター,
厚生労働科学研究 難治性血管炎に関する調査研究班

改訂6版

初版 1970 年 9 月
改訂 1 版 1972 年 9 月
改訂 2 版 1974 年 4 月
改訂 3 版 1978 年 8 月
改訂 4 版 1984 年 9 月
改訂 5 版 2002 年 2 月
改訂 6 版 2019 年 5 月

本症は,主として 4 歳以下の乳幼児に好発する原因不明の疾患で,その症候は以下の主要症状と参考条項とに分けられる.

主要症状

1. 発熱
2. 両側眼球結膜の充血
3. 口唇,口腔所見:口唇の紅潮,いちご舌,口腔咽頭粘膜のびまん性発赤
4. 発疹(BCG 接種痕の発赤を含む)
5. 四肢末端の変化:
   (急性期)手足の硬性浮腫,手掌足底または指趾先端の紅斑
   (回復期)指先からの膜様落屑
6. 急性期における非化膿性頸部リンパ節腫脹

   a. 6つの主要症状のうち,経過中に5症状以上を呈する場合は,川崎病と診断する.
   b. 4主要症状しか認められなくても,他の疾患が否定され,経過中に断層心エコー法で冠動脈病変(内径のZ スコア+2.5 以上,または実測値で5歳未満 3.0 mm 以上,5歳以上 4.0 mm 以上)を呈する場合は,川崎病と診断する.
   c. 3主要症状しか認められなくても,他の疾患が否定され,冠動脈病変を呈する場合は,不全型川崎病と診断する.
   d. 主要症状が3または4症状で冠動脈病変を呈さないが,他の疾患が否定され,参考条項から川崎病がもっとも考えられる場合は,不全型川崎病と診断する.
   e. 2主要症状以下の場合には,特に十分な鑑別診断を行ったうえで,不全型川崎病の可能性を検討する.

参考条項

以下の症候および所見は，本症の臨床上，留意すべきものである．

1. 主要症状が4つ以下でも，以下の所見があるときは川崎病が疑われる．

   1）病初期のトランスアミナーゼ値の上昇
   2）乳児の尿中白血球増加
   3）回復期の血小板増多
   4）BNP または NT pro BNP の上昇
   5）心臓超音波検査での僧帽弁閉鎖不全・心膜液貯留
   6）胆囊腫大
   7）低アルブミン血症・低ナトリウム血症

2. 以下の所見がある時は危急度が高い．

   1）心筋炎
   2）血圧低下（ショック）
   3）麻痺性イレウス
   4）意識障害

3. 下記の要因は免疫グロブリン抵抗性に強く関連するとされ，不応例予測スコアを参考にすることが望ましい．

   1）核の左方移動を伴う白血球増多
   2）血小板数低値
   3）低アルブミン血症
   4）低ナトリウム血症
   5）高ビリルビン血症（黄疸）
   6）CRP 高値
   7）乳児

4. その他，特異的ではないが川崎病で見られることがある所見（川崎病を否定しない所見）

   1）不機嫌
   2）心血管：心音の異常，心電図変化，腋窩などの末梢動脈瘤
   3）消化器：腹痛，嘔吐，下痢
   4）血液：赤沈値の促進，軽度の貧血
   5）皮膚：小膿疱，爪の横溝
   6）呼吸器：咳嗽，鼻汁，咽後水腫，肺野の異常陰影
   7）関節：疼痛，腫脹
   8）神経：髄液の単核球増多，けいれん，顔面神経麻痺，四肢麻痺

備 考

1. 急性期の致命率は 0.1% 未満である．
2. 再発例は 3～4% に，同胞例は 1～2% にみられる．
3. 非化膿性頸部リンパ節腫脹（超音波検査で多房性を呈することが多い）の頻度は，年少児では約 65% と他の主要症状に比べて低いが，3 歳以上では約 90% に見られ，初発症状になることも多い．

連絡先：日本川崎病学会事務局
〒150-8935 東京都渋谷区広尾 4-1-22
E-mail jskd-office@umin.org

症例写真

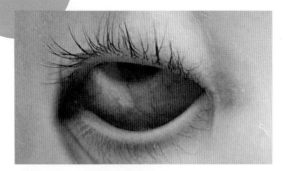

症例写真 1　眼球結膜充血①

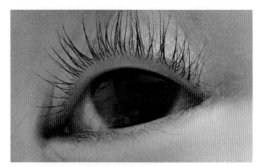

症例写真 2　眼球結膜充血②

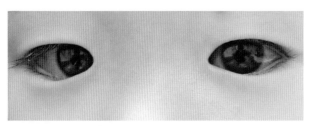

症例写真 3　眼球結膜充血③

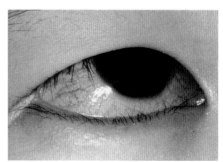

症例写真 4　眼球結膜充血④

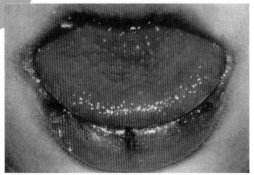

症例写真 5　口唇の紅潮といちご舌

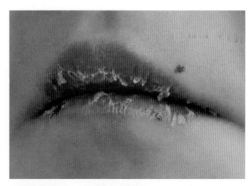

症例写真 6　口唇の発赤

発疹
（BCG接種痕の発赤を含む）

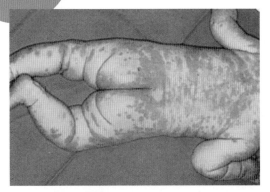

症例写真 7　発疹

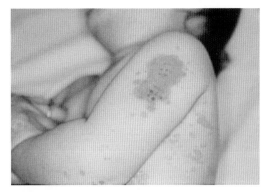

症例写真 8　BCG 接種痕の発赤①

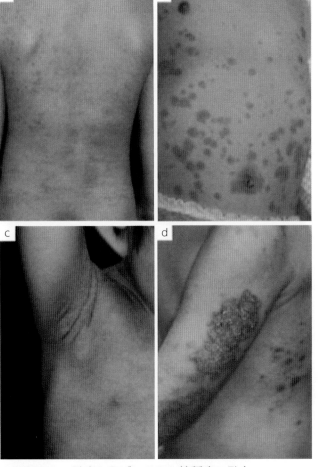

症例写真 9　発疹ならびに BCG 接種痕の発赤 [p.20]

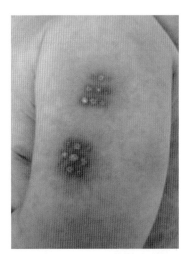

症例写真 10　BCG 接種痕の発赤②

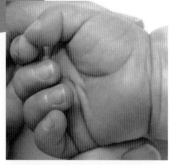

症例写真 11　硬性浮腫を伴う
手掌紅斑（急性期）［p.22］

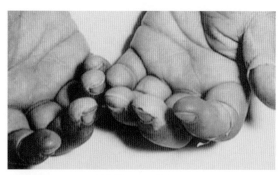

症例写真 12　膜様落屑（回復期）①

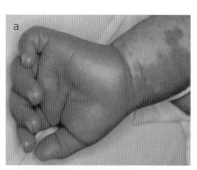

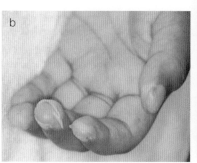

症例写真 13　手指末端の変化
a：急性期．硬性浮腫と手掌の発赤．　b：回復期．膜様落屑．

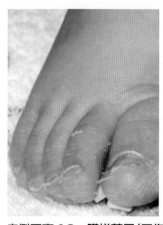

症例写真 14　硬性浮腫
を伴う足底紅斑（急性期）
［p.22］

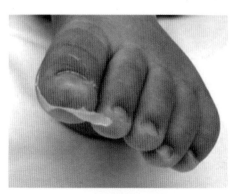

症例写真 15　膜様落屑（回復期）②

症例写真 16　膜様落屑（回復期）③［p.22］

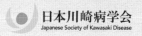

頸部リンパ節腫脹

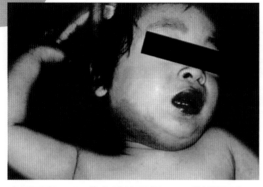

症例写真 17　非化膿性頸部リンパ節腫脹①

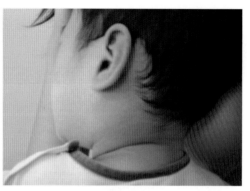

症例写真 18　非化膿性頸部リンパ節腫脹②

心臓超音波検査所見

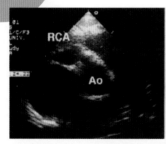

症例写真 19　冠動脈瘤の心臓超音波検査所見
Ao：大動脈，RCA：右冠動脈，LCA：左冠動脈.

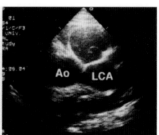

症例写真 20　非化膿性頸部リンパ節腫脹の超音波検査所見

症例写真 1〜3, 6：福岡市立こども病院総合診療科 古野憲司先生よりご提供

症例写真 4, 5, 7, 8, 12, 13a, 17, 19：日本川崎病学会 HP より掲載

症例写真 9, 11, 14, 16：本文より掲載

症例写真 15：東京女子医科大学八千代医療センター小児科 濱田洋通先生よりご提供

症例写真 10, 13b, 18, 20：日本大学医学部小児科学系小児科学分野 鮎沢　衛先生よりご提供

鑑別疾患一覧表

冠動脈の拡大性病変

冠動脈の拡大性病変を合併する疾患としては，川崎病以外に以下のようなものが知られていることに注意する．

1. **先天性・全身組織性**
   a. 先天性冠動脈瘻
   b. Noonan 症候群類縁疾患
   c. Williams 症候群
   d. Ehlers-Danlos 症候群
   e. Marfan 症候群

2. **感染性**
   a. エルシニア感染症
   b. EBウイルス感染症(慢性活動性 EB ウイルス感染症)

3. **川崎病以外の血管炎・自己炎症性疾患**
   a. 全身性エリテマトーデス(SLE)
   b. 高安動脈炎
   c. 結節性多発動脈炎
   d. 若年性特発性関節炎(JIA)
   e. Behçet病(血管型)
   f. IgG4 関連血管炎

4. **鎌状赤血球症**

5. **動脈硬化**

6. **医原性**

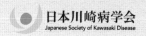
川崎病と症状が類似し鑑別が必要な疾患

川崎病と症状が類似し鑑別が必要な疾患には次のようなものがあるので鑑別の際に注意する．また，川崎病とこれらが合併することもあり得ると考えられている．

1. 薬剤性
a. Stevens-Johnson 症候群
b. 薬剤アレルギー

2. 細菌感染症
a. 溶連菌感染症
b. 敗血症
c. 化膿性頸部リンパ節炎
d. 咽後膿瘍
e. 蜂窩織炎
f. 細菌性髄膜炎
g. 尿路感染症
h. エルシニア感染症
i. マイコプラズマ感染症
j. チフス・パラチフス
k. 猫ひっかき病
l. Koch 現象

3. ウイルス感染症
a. EB ウイルス(特に抗菌薬使用後)
b. アデノウイルス(咽頭結膜熱，流行性角結膜炎)
c. エンテロウイルス(手足口病，ヘルパンギーナ，出血性結膜炎)
d. 突発性発疹
e. 麻疹
f. 風疹
g. 伝染性紅斑
h. パレコウイルス感染症
i. デング熱
j. Gianotti 病(Gianotti-Crosti 症候群)

4. 自己炎症性疾患
a. 若年性特発性関節炎(JIA)
b. 高安動脈炎
c. 周期性発熱症候群
d. 血球貪食症候群

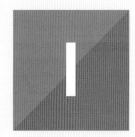

I

診断の手引き
改訂の背景

1 | 診断の手引き改訂6版 作成の目的，経緯と変更点

▶ 作成の目的と経緯

「川崎病診断の手引き」は，2002年に改訂5版が作成され，発熱の定義を「5日以上続く発熱（ただし，治療により5日未満で解熱した場合も含む）」とした点と，「備考」の最後に，容疑例（現在の「不全型川崎病」）の存在とそれらに冠動脈病変が合併しうることを新しく明記した点がおもな変更箇所であった．

改訂5版発行後，全国的に早期治療の増加と冠動脈病変合併率の低下を認め，その点に改訂は貢献した．一方で「約10%存在する」とされた不全型川崎病は増加を示し，最近では全患者の20%以上を占めるようになった．

同時に冠動脈病変の明確な評価方法として，日本人小児の冠動脈内径の標準値が確立され，Zスコアによる病変の判定が可能になった．それらの状況下で，より正確な不全型川崎病の診断方法が必要と考えられてきた．また改訂5版では，参考条項に変更を加えなかったため，改訂4版の記述が30年以上続き，現状に適した内容に見直す必要があった．

そこで，2017年に「川崎病診断の手引き」改訂について，日本川崎病学会運営委員会に諮り，約75%の委員から同意がえられ，日本川崎病研究センターと厚生労働科学研究 難治性血管炎に関する調査研究班からも同意をえた．

改訂にあたり，2018～2019年に改訂委員会を重ね，原案を第38回日本川崎病学会総会・学術集会に提示して意見を求め，再度検討して改訂6版最終案を作成した．事前の予想以上に多くの部分が改訂されたが，第122回日本小児科学会学術集会に発表し，2019年4月の日本川崎病学会運営委員会および同5月の日本川崎病研究センター理事会で承認された．今後は全国調査も含めて，この改訂6版を使用すると同時に検証を行う必要がある．

以下におもな変更点と解説を記す．なお，診断名の定義については p.10 を参照されたい．

▶ おもな変更点

1. 主要症状（表1）

6つの主要症状は臨床医に十分に認識されており，基本的に大きな変更はしない方針としたが，以下のような点を臨床現場の要求に合わせて改訂した．

主要症状の「発熱」に関して，「5日以上続く」と「（ただし，治療により5日未満で解熱した場合も含む）」を削除し，発熱の日数は問わないことになった．現在の治療は90%以上の患者で大量単回投与が行われ，治療開始は約10%が第3病日以前，約35%は第4病日以前に免疫グロブリン静注(intravenous immunoglobulin：IVIG)療法を開始しており，日数が5日未満で発熱の項目を満たさないという判断は現状に合わないと判断した．

従来「不定形発疹」とされていた皮膚症状に，「(BCG接種痕の発赤を含む)」を記載したため，全体の表記は「発疹」とした．これまで，本疾患の好発年齢とはいえBCG接種後約1年までの年齢層にしかみられないこと，アメリカの予防接種では行われていないことなどで，参考条項に留めてあった．しかし，以前から小児科医の多くが，BCG接種痕の発赤は本疾患の初診時に特徴的な症状であり主要症状に入れるべきと考え，改訂5版では川崎病全国調査の印刷物にBCG接種痕の変化の写真を載せてその存在を強調していた．今回の検討で，川崎病の診療機会はアジア諸国で急激に増加しており，その多

表1 主要症状

1. 発熱
2. 両側眼球結膜の充血
3. 口唇，口腔所見：口唇の紅潮，いちご舌，口腔咽頭粘膜のびまん性発赤
4. 発疹（BCG 接種痕の発赤を含む）
5. 四肢末端の変化：
   （急性期）手足の硬性浮腫，手掌足底または指趾先端の紅斑
   （回復期）指先からの膜様落屑
6. 急性期における非化膿性頸部リンパ節腫脹

  a．6つの主要症状のうち，経過中に5症状以上を呈する場合は，川崎病と診断する．
  b．4主要症状しか認められなくても，他の疾患が否定され，経過中に断層心エコー法で冠動脈病変（内径のZスコア＋2.5以上，または実測値で5歳未満3.0 mm以上，5歳以上4.0 mm以上）を呈する場合は，川崎病と診断する．
  c．3主要症状しか認められなくても，他の疾患が否定され，冠動脈病変を呈する場合は，不全型川崎病と診断する．
  d．主要症状が3または4症状で冠動脈病変を呈さないが，他の疾患が否定され，参考条項から川崎病がもっとも考えられる場合は，不全型川崎病と診断する．
  e．2主要症状以下の場合には，特に十分な鑑別診断を行ったうえで，不全型川崎病の可能性を検討する．

くがBCG接種の実施国であり，やはりこの所見が早期診断に有用という意見が多いことから主要症状に組み込むこととした．この変更による診断確定例や早期診断例の頻度の調査は今後の課題の1つである．

「四肢末端の変化」の項で，「掌蹠」を簡潔に「手掌足底」とした．

診断方法とその分類について，これまで同様，6主要症状中で認める症状数と冠動脈病変の有無によって決定する方法をパターン別に記述したもので，実際の臨床現場での検討方法に近い内容と考えている．

aとbは，これまでの全国調査の診断分類で，確実A（定型例），確実B（不定型例）と集計されてきた5主要症状以上の場合と，4主要症状で冠動脈病変がある場合であり，記号を一致させている．

cの記述に相当する場合，すなわち3主要症状しかない例でも冠動脈病変があれば，「不全型川崎病」と診断することを明記した．他疾患を否定したうえでの判断であるが，このパターンは委員のほとんどに意見の一致をみた．なお，第24回川崎病全国調査に報告された不全型川崎病のうちで，冠動脈病変の有無にかかわらず，3主要症状の例は23%を占めていた．

dは，3，4主要症状で冠動脈病変がないパターンでは，参考条項を考慮するように勧め，特に第1群として記載した川崎病に特徴的な所見を確認して診断することが必要である．

eは，2主要症状以下の場合で，冠動脈病変の有無にかかわらず川崎病の診断には特に十分な鑑別診断を行うことを強調し，不全型川崎病の可能性を検討するとした．ただし，診断に日数を要している例では，IVIGの効果によって不全型川崎病と診断することもあり，川崎病の治療を行うことを妨げるものではない．参考までに第24回川崎病全国調査に報告された不全型川崎病のうち2症状の例は5.4%，1症状の例は0.7%であった．

Zスコアによる冠動脈病変の評価：この項では冠動脈病変の定義を明記した．基準はZスコアを第一に記載したが，現在の国内における普及性を考えると，実測値での評価も記載せざるをえないと考え記載した．ただし，従前の厚生省班会議の基準は標本数が不十分なため訂正を加え，5歳未満と5歳以上でのZスコアで＋2.5に近い実測値での表記とし，それぞれ3.0 mm以上，4.0 mm以上を異常とした．これにより，冠動脈病変，特に一過性拡大や小瘤の合併率が変化する可能性があり，今後の検証が必要である．

2. 参考条項

川崎病の診断は，原因が不明のため現在も症状によってのみ行われ，「川崎病診断の手引き改訂6版」に記載されている6主要症状のうち5つ以上を認めた場合は確実A，主要症状4つと冠動脈病変を認めた際には確実Bと診断される[1,2]．しかし，主要症状が4つ以下の不全型（容疑例）に遭遇することも多く，主治医は川崎病の診断確定とその標準治療であ

る IVIG 療法開始の決断に苦慮することが多い．不全型川崎病に分類される症例数は増加しており，第24 回川崎病全国調査からは，全体の約 20.6% もの症例が「不全型」に分類されている．しかも，このような不全型川崎病からも冠動脈病変発症が生じ，巨大冠動脈瘤を発症した症例も報告され，治療開始の遅れや無治療が指摘されることから，不全型川崎病における標準治療開始の新たな基準が強く望まれる状況にある．

　川崎病診断の手引きの参考条項は，全国調査において後方視的に川崎病患者をより多く抽出するために作成された歴史的経緯がある．しかし，5 病日以内の早期に多くの川崎病患者が診断される現在の診療環境においては，後方視的に患者を抽出するよりは不全型川崎病患者や重症川崎病患者を前向きに抽出するための情報提供が求められている．さらに，各症状や検査所見はその臨床的意義が記載されていないため研修医などの初学者が参考条項を活用しつつ川崎病患者の診療を実践することは困難である．

　以上の問題点を解決するため，改訂 6 版においては参考条項の項立てを大幅に変更し，以下の臨床的意義に基づく分類に再構成した（川崎病診断の手引き改訂 6 版（p.viii）参照）．

① 「主要症状が 4 つ以下でも，以下の所見（参考条項1. の 1）～7））があるときは川崎病が疑われる」：川崎病の鑑別疾患として臨床的にしばしば遭遇する他疾患に比べ，川崎病により特徴的と考えられる所見を，不全型川崎病の診断に有用な項目としてまとめた．今後，川崎病診断のための前方視的な研究によって各項目の診断能が正しく評価され，最適なカットオフ値や新たな不全型川崎病診断基準の作成につながることを期待したい．

② 「以下の所見（参考条項 2. の 1）～4））がある時は危急度が高い」：わが国で年に数例程度であるが，冠動脈病変の有無にかかわらず重篤な循環不全やショック症状により急性期に死亡する症例が存在する．これらの所見を呈する例の診療において，二次医療機関ではより重症例の管理経験が多い医療施設の協力を考慮することが望ましい．

③ 「下記の要因（参考条項 3. の 1）～7））は免疫グロブリン抵抗性に強く関連するとされ，不応例予測スコアを参考にすることが望ましい」：「IVIG 不

応例予測スコア」の項（p.46）でも述べられているように，近年，川崎病診断時にリスクスコア[3]を用いて IVIG に不応リスクを見積もり，IVIG に加えてステロイド[4]やシクロスポリン A[5]といった免疫抑制薬を追加する治療戦略が複数のランダム化比較試験によってその有効性が証明されている．そのため，改訂 6 版においても，より強力な初期治療を考慮するために初診時から評価すべき7 項目をまとめた．必ずしも本疾患に特徴的ではないが，治療方法の決定や効果予測に有用であることを念頭において治療にあたることが望ましい．ただし，いずれのリスクスコアも正診率は80% 程度であり，完全な予測モデルではないことを念頭におくことが重要である．今後，さらに予測性能に優れた新たなモデルの構築が望まれる．

④ 「その他（参考条項 4. の 1）～8）），特異的ではないが川崎病でみられることがある所見（川崎病を否定しない所見）」：改訂 5 版に記載されていた所見のうち，川崎病診療において特に必要と想定された項目を列挙した．髄液中の単核球細胞数の増加が髄膜炎以外で川崎病でもみられることなどの確認できることを意図している．改訂 5 版の参考条項中，上記で記載されている項目の他，微弱心音，胸部 X 線所見（心陰影拡大），a_2 グロブリンの増加は現在の川崎病診療実態に鑑みて，参考条項から削除されている．

3．備考

　「備考」は従来，疫学的な内容を記載する部分であり，致命率，再発例，同胞例などについて，その可能性と頻度を患者家族に説明をすることが必要である．男女比は臨床的な意義が少なく，今回から削除した．改訂 5 版から主要症状のなかで頸部リンパ節腫脹の頻度が低いことを記載したが，今回は，さらに同症状が年長児では約 90% にみられ，しばしば，他の症状を認めずに，発熱とともに初発症状となるため「3 歳以上では約 90% に見られ，初発症状になることも多い．」と注意喚起した．また，細菌性リンパ節炎や咽後膿瘍の鑑別のため外科的処置を議論する際に，川崎病の可能性を考えること，鑑別法として頸部の超音波検査で多房性を示すことが比較的特徴的であり記載した．

　以上が，改訂 6 版の変更点である．この改訂に

よって，これまで曖昧な面が指摘されていた不全型川崎病についての認識と診断方針が統一され，ひいては冠動脈合併症がさらに減少することを願う．

日本川崎病学会　川崎病診断の手引き改訂委員（会）委員長：

鮎沢　衛

同委員（五十音順）：

伊藤秀一，加藤太一，鎌田政博，小林　徹，塩野淳子，鈴木啓之，須田憲治，土屋恵司，中村常之，中村好一，野村裕一，濱田洋通，深澤隆治，古野憲司，松裏裕行，松原知代，三浦　大

外部評価委員（五十音順）：

阿部　淳，五十嵐　隆，石井正浩，市田蕗子，小川俊一，寺井　勝，濱岡建城

▶ 文献

1) 川崎富作，他：アレルギー 1967；16：178-222
2) 厚生労働省川崎病研究班作成：川崎病（MCLS，小児急性熱性皮膚粘膜リンパ節症候群）診断の手引き（改訂 5 版），2002
3) Kobayashi T, et al.：Circulation 2006；113：2606-2612
4) Kobayashi T, et al.：Lancet 2012；379：1613-1620
5) Hamada H, et al.：Lancet 2019；393：1128-1137

▶ 参考文献

・Ayusawa M, et al.：Pediatr Int 2005；47：232-234
・Makino N, et al.：Pediatr Int 2019；61：397-403
・Kobayashi T, et al.：J Am Soc Echocardiogr 2016；29：794-801, e29
・Kobayashi T, et al.：Circulation 2006；113：2606-2612
・日本小児循環器学会学術委員会，他：日小児循環器会誌 2012；28（suppl 3）：s1-s28

〔鮎沢　衛，鈴木啓之〕

2 診断の手引きの変遷 (改訂6版に至るまで)

▶川崎病のはじまり(初版) (1970年)

川崎病の歴史は川崎が最初の患者に遭遇した1961年,および50例をまとめた最初の原著論文[1]を発表した1967年にはじまる. 1970年に厚生省(当時)の研究班が発足した際に,最初の「川崎病診断の手引き」(初版)[*1]が作成された(**表1**).

その背景として,

①原因不明の新しい疾患の研究を進める際に,研究者によって疾患の概念が異なることがないよう

に,対象疾患に関する共通の考え方を明確にする必要があること.

②疫学研究(実体解明のための全国調査)を進める際の「症例定義」が必要なこと.

などがあった.

初版は川崎による1967年の論文[1]やその後の症例報告などをもとに作成されたが,現在の川崎病の臨床像とは異なる部分も多く,特に参考条項の最後の「後遺症を残さず,同胞発生をみない」については,その後の症例の積み重ねや研究の進展により改められている. また,頸部リンパ節腫脹が主要症状(初版

表1 川崎病診断の手引き(初版)(1970年)

小児急性熱性皮膚粘膜リンパ節症候群(Muco-Cutaneoeus Lymphnode Syndrome,略称MCLS)診断の手びき
　昭和45年度厚生省医療研究助成金によるMCLS研究班(班長:神前章雄)作成

本症は主として4歳以下の乳幼児に好発する原因不明の疾患で,その症候は以下の必発症状と参考条項とに分けられるが,必発症状(5症状)のうち,1を含む4つ以上の症状を伴うものを本症として取扱う.

A 必発症状
1. 抗生物質に不応の5日以上続く発熱
2. 両側眼球結膜の充血
3. 四肢末端の変化:①硬性浮腫(急性期) ②掌蹠紅斑または末端紅斑(急性期) ③爪皮膚移行部からの膜様落屑(回復期)
4. 口唇,口腔所見:①口唇の乾燥,紅潮,き裂 ②舌乳頭腫大(苺舌様変化) ③口腔,咽頭粘膜のびまん性発赤
5. 体幹の不定形発疹(ただし,水疱,痂皮は伴わない)

B 参考条項(必発症状と併せて,診断上大切である)
1. 拇指頭大以上の急性頸部リンパ節腫張(ただし,決して化膿しない)
2. 下痢
3. 蛋白尿,尿沈渣中の白血球増多
4. 検査所見:①核左方移動を伴なう白血球増多 ②赤沈促進 ③CRP陽性など
5. 時にみられる症状:①無菌性髄膜炎 ②軽度の黄疸,血中トランスアミナーゼ値軽度上昇 ③心炎,心筋炎 ④関節痛,関節炎
6. 4歳以下に好発し,後遺症を残さず,同胞発生をみない.

表 2　川崎病診断の手引き変遷の概要

年数	版数	改訂の要点
1970 年 9 月	初版	—
1972 年 9 月	改訂 1 版	「後遺症を残さず」→致命率(「約 1.5%」)とおもな剖検所見の記載
1974 年 4 月	改訂 2 版	「必発症状」→「主要症状」 主要症状に「非化膿性頸部リンパ節腫脹」を追加 主要症状 5/6 以上を「川崎病」 参考条項の最初に「心血管系」異常を挿入 「備考」の追加(疫学像の概要の記載)
1978 年 8 月	改訂 3 版	5 日以上続く発熱について「抗生物質に不応の」→「原因不明の」 参考条項に「血小板増多」と「胆囊腫大」の追加 備考に本症の通称名として「川崎病」,英文略称として「MCLS」を記載
1984 年 9 月	改訂 4 版	主要症状 4 つ＋冠動脈瘤(いわゆる拡大を含む)も川崎病に含める 5 日以上続く発熱の「原因不明の」を削除 膜様落屑について「爪皮膚移行部」→「指先」 不定形発疹について「水疱,痂皮を形成しない」を削除 参考条項の頻度区分(「しばしばみられる」,「ときにみられる」)を撤廃 参考条項の消化器に「胆囊腫大」をまとめ,「麻痺性イレウス」,「黄疸」などを追加 参考条項の神経をまとめ,「髄液の単核球増多」,「けいれん」,「意識障害」などを追加
2002 年 2 月	改訂 5 版	発熱について「ただし,治療により 5 日未満で解熱した場合も含む」を追加 主要症状の順序の変更 備考に主要症状を満たさなくても容疑例が約 10% 存在し,このなかには冠動脈瘤を呈する例があることを示す 備考に「致命率は 0.1% 前後」を追加
2019 年 5 月	改訂 6 版	不全型川崎病の定義 「発熱」の期間や治療との関係を削除 「不定形発疹」を「発疹」とし,BCG 接種痕の発赤を追加 参考条項を階級区分して,大幅に追加,など

の表記は「必発症状」)ではなく,参考条項に入れられていることも当時の特徴である.

▶ 手引きの改訂 *2 (表 2)

■ 1. 改訂 1 版(1972 年)

　1970 年の第 1 回全国調査およびその後の症例報告などにより冠動脈瘤に起因する死亡例の存在が明らかになり,初版から致命率と剖検所見が追加された.

■ 2. 改訂 2 版(1974 年)

　1972 年の第 2 回全国調査の結果などを受けて,「必発症状」を「主要症状」と改め非化膿性頸部リンパ節腫脹を加え,6 主要症状のうち 5 つ以上を呈する場合を川崎病と定義された.また,参考条項の最初に心血管系の異常が追加されるとともに,裏面の

写真に冠動脈造影像と冠動脈の血栓性閉塞(病理所見)が掲載された.

■ 3. 改訂 3 版(1978 年)

　「5 日以上続く発熱」について「抗生物質に不応の」が「原因不明の」に改められ,参考条項に血小板増多と胆囊腫大が追加された.

■ 4. 改訂 4 版(1984 年)

　主要症状の下に心臓に関する記載が追加され,主要症状 4 つ＋冠動脈瘤(いわゆる拡大を含む)が観察された場合には川崎病とすることが明記された.また,主要症状,参考条項の表現の改変や症状の追加が行われている.裏面の写真に心臓超音波検査による冠動脈瘤が示された.

---

*1：「原因不明の疾患であり,当時新しい疾患ともいい切れなかったこともあって,診断基準とはせずに,"診断の手引き"とすることにした」という記載が文献 1 にある.

*2：最初の改訂(1972 年)の際に改訂版を「改訂 1 版」としたために,5 回にわたる改訂を経た診断の手引きが「改訂 5 版」(本来であれば「改訂 6 版」)と表記されている.

5. 改訂5版(2002年)

2000年から改訂の議論がはじまり，2002年に改訂5版が公表された．改訂の背景の1つとして，急性期の免疫グロブリン静注(intravenous immunoglobulin：IVIG)療法の普及により，IVIG使用開始後に解熱して，「5日以上続く発熱」の主要症状を満たさない症例，いわゆる不全型川崎病(incomplete KD)が増加することが懸念されたことがあげられる．このために「発熱」の後に括弧書きで「ただし，治療により5日未満で解熱した場合も含む」が追記された．「備考」で診断の手引きを満たさない「容疑例」が10%程度存在し，このような患者でも冠動脈瘤を合併する場合があることを追記して，心臓の観察の重要性について注意を喚起している．詳細については文献[2]にも作成の際の留意点などがまとめられており[3]，これらの文献も参照されたい．

▶ 改訂6版の作成にあたり

以上のように，「診断の手引き」は1970年の初版から5回の改訂を経て，2019年4月まで15年以上にわたり改訂5版が使用されてきたが，問題点も指摘されていた．大きな点は「不全型川崎病」の定義がなく，全国調査でも不全型川崎病として報告するか否かは主治医の判断とされているのが現状である．また，参考条項に示された検査項目なども現在ではあまり使用されないものもある一方で，BCG接種痕の発赤のように川崎病の診断にかなり特異性があると思われる所見も含まれ，内容の重要度が種々である．それらの観点から，整理が必要であると考えられ，今回の改訂6版が作成された．その詳細については別項を参照されたい．

なお，改訂5版までのすべて手引きはインターネットで公開(http://www.jichi.ac.jp/dph/inprogress/kawasaki/)されているので，あわせて参照されたい．

➤ 文献

1) 川崎富作，他：アレルギー 1967；16：178-222，225
   [http://www.jskd.jp/info/index.html]
2) 柳川 洋，他：川崎病診断の手引きの変遷．柳川 洋，他(編)：川崎病の疫学—30年間の総括．診断と治療社，2002：17-21
3) Ayusawa M, et al.：Pediatr Int 2005；47：232-234

〔中村好一〕

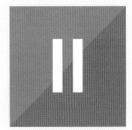

II

診断名の定義と
特殊な病型における
診断上の注意点

1 | 診断名の定義

　川崎病の診断名について定義が不明確な状況があるのでまとめておく．今後，日本川崎病学会の用語委員会によって整備が望まれる．

　表1に示したように，「川崎病診断の手引き」の改訂5版や日本川崎病学会の用語委員会では，主要症状5つ以上での診断と，主要症状4つに加えて冠動脈病変がある場合の診断は，ともに「川崎病」として診断名は区別をしていない．

　川崎病全国調査では，診断基準への一致度を調査するため，改訂4版発行後，第9回からは，調査票上で診断の確実度として，「確実」か「容疑」かの記載欄を設けた．その後，前者は「確実A」と「確実B」として記入するようになり，それぞれの頻度が第12回以降の全国調査成績報告には「定型例」と「不定型例」として記述されるようになった（**表1**）．

　後者は主要症状4つ以下で冠動脈病変がない場合や，3つ以下の場合に他疾患を除外し川崎病がもっとも考えられる例は，「容疑例」として第9回頃から川崎病全国調査に記載されていた．

　2010年の用語委員会で最終診断として「容疑例」は使わず，「川崎病」か「不全型川崎病」あるいは「他疾患」とすることとされた．

　2017年のAmerican Heart Association（AHA）の提言においても，**表1**のようにまだ名称が固定しないようであるが，classic KD，あるいはtypical KD，complete KDと，incomplete KD，あるいはatypical KDの診断名を用いている．

　本書では，原則「不全型」を「不全型川崎病」，「定型例」と「不定型例」は当時の記載通りとした．

〔鮎沢　衛〕

表1　川崎病診断分類の一覧

出典		主要症状5つ以上	主要症状4つと冠動脈病変あり	主要症状4つ以下で冠動脈病変なし，または，3つ以下で川崎病がもっとも考えられる（左列を除く）
改訂5版（2002年）		川崎病		容疑例
全国調査成績報告（診断の確実度別割合の記述）		（第12〜20回）定型例	（第12〜20回）不定型例	（第12〜20回）容疑例（第21回〜）不全型
全国調査（調査票記入欄）	（第9〜11回）	確実		容疑
	（第12〜25回）	確実A	確実B	（第12〜20回）容疑（第21〜25回）不全型
用語委員会（2010年）		川崎病		不全型川崎病
AHA statement 2017[2]		classic KD，あるいはtypical KD，complete KD		incomplete KD，あるいはatypical KD

2 | 特殊な病型における診断上の注意点

不全型川崎病

▶疫学

第 24 回川崎病全国調査[1]（2015〜2016 年発症対象者）に占める割合は，定型例 77.8%，不定型例 1.6%，不全型は 20.6% だった．不全型川崎病の割合は第 21 回川崎病全国調査 2009〜2010 年発症対象者[1]では 18.6% であり，その後は少しずつ増加傾向にある．第 24 回川崎病全国調査における年齢別の不全型川崎病の割合は，6 か月未満においては 25.5%，6〜12 か月未満で 28.1% であり，低年齢で割合が高かった．また，9 歳の 28.8%，10 歳以上の 28.0% が不全型川崎病であり高年齢でも割合が高かった．不全型川崎病の主要症状は 4 つもしくは 3 つの例が 93.8% であった．

「川崎病診断の手引き改訂 6 版」の定義によって今後それらの頻度がどのように変化するか検証する必要があると思われる．

▶冠動脈病変

第 24 回川崎病全国調査[1]における不全型川崎病の冠動脈後遺症の頻度は巨大瘤が 0.08%，瘤 0.55%，拡大 1.20% であり，定型例とほとんど同程度であった．Sonobe ら[2]は第 17 回川崎病全国調査（2001〜2002 年発症対象者）のデータをもとにした解析を行い，川崎病主要症状が 4 つ以下の例の頻度は 16.1% であり，それらの急性期の冠動脈病変は 18.4% と 5 つ以上例の 14.2% より多かったことを報告した．1 つや 2 つの例においても冠動脈病変をそれぞれ 25.0% と 23.2% に認めたことは特筆すべきことである．以上のように不全型川崎病は軽症の川崎病ではなく，主要症状が少ない例でも冠動脈病変をきたすという認識が必要であり，タイミ

ングを失することなく適切に診断することが重要である．

▶不全型川崎病の診断

発熱の原因が不明の小児において，川崎病の可能性を検討することは重要で，主要症状を確認する必要がある．ただし，主要症状が少ない例や各症状が軽微である場合があり，診断に苦慮することも少なくない．川崎病を検討する際の心臓超音波検査の情報は重要であり，躊躇なく心臓超音波検査を行うことが必要である．心臓超音波検査は 1 回だけでは不十分であり，繰り返して行い経過をみることも重要である．また，改訂 5 版までの参考条項のうち，下記の所見は特に川崎病に特徴的な所見であり，確認されれば診断の一助となる．まず，BCG 接種部の発赤は，改訂 6 版では主要症状として扱うことになり，さらに参考条項のなかで，血清トランスアミナーゼ値の上昇，乳児の尿中白血球増加，回復期の血小板増多，胆嚢腫大，低アルブミン血症・低ナトリウム血症などが，主要症状が 4 つ以下でも川崎病を疑わせる所見としてまとめられた．さらに AHA statement 2017[3]では不全型川崎病が疑われる場合の対応に関するアルゴリズムを示している．アルゴリズムでは，小児で 5 日を超える発熱が持続し（乳児では 7 日）川崎病の主要症状（発熱を除く）を 2 項目か 3 項目認める場合で，川崎病以外に発熱の原因が考えられない場合を想定している．CRP 値が 3.0 mg/dL 以上，もしくは赤沈値が 40 mm/h 以上である場合には，**表 1**[3]の特徴的な臨床検査所見や心臓超音波所見について検討する．**表 1A**[3]の 6 項目の臨床検査所見の 3 項目以上を認める場合や，**表 1B**[3]の 3 項目の

A.　臨床検査所見（3項目以上ある場合に川崎病治療を推奨）

1.　年齢にそぐわない貧血
2.　7病日以降の血小板数が45万以上
3.　アルブミン値 3.0 g/dL 以下
4.　ALT 上昇
5.　白血球数 15,000/μL 以上
6.　尿中白血球 10/hpf 以上

B.　心臓超音波所見（所見がある場合に川崎病治療を推奨）

1.　左前下行枝か右冠動脈の Z スコアが 2.5 以上
2.　冠動脈瘤
3.　a～dの4項目のうちの3項目以上を認める
　　a) 左室壁運動低下
　　b) 僧帽弁閉鎖不全
　　c) 心膜液
　　d) 左前下行枝か右冠動脈の Z スコアが 2.0～2.5

〔McCrindle BW, et al.：Circulation 2017；135：e927-e999 より
改変〕

心臓超音波所見のいずれかの所見がある場合には，川崎病治療を行うことが推奨されている．発熱期間などの設定がわが国の実情にはそぐわない点があり，発熱日数や CRP 値は別としても，本アルゴリズムをもとに川崎病の可能性を検討することも診断の参考になる．

　不全型川崎病を見逃さずに診断し重症の冠動脈病変をきたさないために，発熱の持続する乳児・小児において川崎病の可能性を検討することは重要である．川崎病の主要症状を確認し，参考条項や不全型川崎病診断のアルゴリズムも参考となる．心臓超音波検査を積極的に行うことも重要である．

➤ 文献

1）川崎病全国調査担当グループ：川崎病全国調査成績．
　〔http://www.jichi.ac.jp/dph/inprogress/kawasaki〕
2）Sonobe T, et al.：Pediatr Int 2007；49：421-426
3）McCrindle BW, et al.：Circulation 2017；135：e927-e999

〔野村裕一〕

早期乳児例

　乳児，特に生後6か月未満の早期乳児の川崎病は，不全型を呈することが多く，冠動脈病変も高率であるので診療に配慮を要する．第24回川崎病全国調査では，0～5か月の症例は全体の 6.1% を占め，不定型例 3.0%，不全型 25.5%（主要症状4つ以下の広義の不全型は計 28.5%），0～11か月の症例は全体の 20.3% を占め，不定型例 2.2%，不全型 27.3%（計 29.5%）で，全体の不定型例 1.6%，不全型 20.6%（計 22.2%）と比較するといずれも多い結果だった．全国調査における年齢別の心障害出現率（図1）[1]では，1歳未満が極めて高い印象だが，1歳未満の具体的なデータは示されていない．

　これまで早期乳児例に注目した海外の研究でも，不全型川崎病が多いため，診断・治療開始が遅れ，冠動脈病変が高率に生じることが報告されている．生後6か月未満の症例を6か月以上の症例と比較した最近のアメリカの研究では，口唇，口腔所見，頸部リンパ節腫脹，四肢末端の変化が6か月以上の症例に比べ有意に少なく，不全型川崎病は有意に多い結果だった．診断病日（中央値6病日：6病日），不応例の割合（13.3%：16.6%）はいずれも同様であったが，8週以内の冠動脈病変の割合（53.9%：24.0%）

は有意に高率であった．生後6か月未満では，初回の心臓超音波検査で拡大を含め冠動脈病変が 43.4% に認められ，初回検査で正常だった症例でも 25% が冠動脈病変に至っていた．韓国の研究でも同様の結果が報告されており，早期乳児では血管が脆弱で冠動脈病変をきたしやすい可能性もある．

　早期乳児例は不全型川崎病が多いが，適切に診断し治療開始が遅れないように注意する．発熱症例では常に川崎病を念頭におき，主要症状の他に特異度の高い BCG 接種痕の発赤・痂皮形成の有無などを観察する．また，病初期に尿中の白血球数が増加する現象は，早期乳児では主要症状が少なくても認められやすく，細菌性の尿路感染が否定されれば，川崎病に特異性の高い所見で，参考条項の第1群のなかに記載した．疑った際には，心臓超音波検査と血液検査を行い総合的に判断するべきである．American Heart Association（AHA）のガイドラインの不全型川崎病が疑われる場合のアルゴリズムが参考になる．初診時に否定的であっても，発熱（微熱を含む）が続く際は診察や検査による評価を繰り返し行う必要がある．

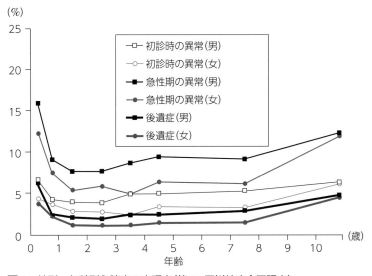

図1　性別，年齢別心障害の出現率（第24回川崎病全国調査）
〔川崎病全国調査担当グループ：第24回川崎病全国調査成績. 日本川崎病研究センター，2017〕

➤ **文献**

1）川崎病全国調査担当グループ：第24回川崎病全国調査成績.
日本川崎病研究センター，2017）
〔http://www.jichi.ac.jp/dph/kawasakibyou/20170928/mcl-s24report.pdf〕

➤ **参考文献**

・Salgado AP, et al.：J Pediatr 2017；185：112-116.e1

・Yoon YM, et al.：Korean Circ J 2016；46：550-555
・Singh S, et al.：Int J Rheum Dis 2016；19：924-928
・Rosenfeld EA, et al.：J Pediatr 1995；126：524-529
・Burns JC, et al.：J Pediatr 1986；109：759-763
・Manlhiot C, et al.：Pediatrics 2009；124：e410-e415
・Pannaraj PS, et al.：Pediatr Infect Dis J 2004；23：789-791
・Song D, et al.：Eur J Pediatr 2009；168：1315-1321
・McCrindle BW, et al.：Circulation 2017；135：e927-e999

〔宮田功一〕

年長児例

年長児発症例は，川崎病の好発年齢から外れていることや年少児発症例と異なる臨床症状を示し，診断が遅れることがあるため注意が必要である.

5歳以上の年長児発症は，1999年以降では全年齢の10.4～13.6％，10歳以上は0.45～1.2％で増加傾向にある[1~9]. 主要症状が5つ以上の定型例の頻度は，2歳発症が83.3％で最高であり5歳発症で77.1％，10歳以上発症で69.0％と年齢とともに減少する[9]. また，6主要症状のうち頸部リンパ腺腫脹の頻度は全年齢の68.6％で最低だが，5歳以上の年長児では87.6％と高値で，頸部リンパ腺腫脹，頸部痛，発熱で発症することがあり，化膿性リンパ節炎や咽後膿瘍と診断されることがある[2,10~13].

主要症状以外ではBCG接種痕の変化は全年齢の約半数に認められる. 年齢別ではBCG接種後間も

ない6～11か月児が88.2％と最高であり，年齢とともに減少するが5歳以上の年長児にも7.4％認められる[4]. また，麻痺性イレウスや関節炎・関節痛など出現頻度が少なく川崎病を疑わせない症状が年長児に多く，麻痺性イレウスは全年齢で0.45％に対し10歳以上では4.5％，関節炎・関節痛は全年齢で1.1％に対し5歳以上では3.3％認められる[4,14].

成人期発症の川崎病は非常にまれであるが，ほとんどは20代で男女差はなく頸部リンパ腺腫脹，肝機能障害，関節炎などの頻度が高い[15].

➤ **文献**

1）厚生科学研究費補助金による子ども家庭総合研究事業川崎病のサーベイランスとその治療法に関する研究班（2000年度）川崎病の発生実態及び長期予後に関する疫学的研究班（2001年度）：第16回川崎病全国調査成績. 2001

13

2）厚生労働科学研究費補助金による子ども家庭総合研究事業 川崎病の発生実態及び長期予後に関する疫学的研究班（2001-2003）：第17回川崎病全国調査成績. 2003
3）川崎病研究グループ：第18回川崎病全国調査成績. 2005
4）川崎病全国調査担当グループ：第19回川崎病全国調査成績. 2007
5）川崎病全国調査担当グループ：第20回川崎病全国調査成績. 日本川崎病研究センター，2009
6）川崎病全国調査担当グループ：第21回川崎病全国調査成績. 日本川崎病研究センター，2011
7）川崎病全国調査担当グループ：第22回川崎病全国調査成績. 日本川崎病研究センター，2013
8）川崎病全国調査担当グループ：第23回川崎病全国調査成績. 日本川崎病研究センター，2015
9）川崎病全国調査担当グループ：第24回川崎病全国調査成績. 日本川崎病研究センター，2017
10）大木いずみ，他：日小児会誌 2005；109：484-491
11）齋藤 潤，他：Prog Med 1999；19：1635-1640
12）小池大輔：小児臨 2011；64：949-953
13）友森あや，他：小児臨 2014；67：2159-2164
14）坂田園子，他：Rrog Med 2012；32：1421-1425
15）Wolff AE, et al.：J Gen Intern Med 2007；22：681-684

〔小林富男〕

再発例

川崎病の原因として特定の病原体の関与も推測されているが，罹患しても終生免疫はえられず，再発が生じうる．再発例は，非再発例との相違点があるので，その特徴を把握し適切な指導と管理を行う必要がある．2回に限らず，3回以上再発することもある．

川崎病の再発率は，「川崎病診断の手引き改訂5版」には2〜3％と記載されているが，近年の川崎病全国調査では3〜4％である[1]（図2）．改訂6版では，「備考」に再発率は3〜4％にみられると記載した．2003〜2012年の川崎病全国調査の解析によれば，新規発生数の増加にかかわらず，再発率は4年間で約6.5人・年，7.5年間で約5.0人・年と以前の報告と同様であった（表2）[2〜9]．しかし，大流行のあった1980年代後半に再発率が4％以上を示し，1990年代に3％未満に低下した後，2010年代後半には4％以

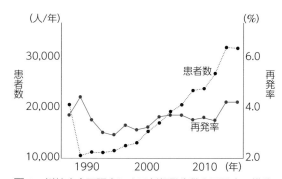

図2 川崎病全国調査による新規発生数と再発率の推移

表2 再発例の報告と特徴

地域（文献）	期間	再発例数	再発率	再発例の特徴（初発時）	再発例の特徴（再発時）
中国（文献6）	2002〜2010	22	(%)1.9	長い発熱期間, AST高値, Hb低値	
米国（文献5）	1984〜2008	97	1.7	アジア人	年長，不全型，冠動脈病変（24%）
	白人	46	1.5		
	黒人	12	1.3		
	アジア人	29	3.5		
日本（文献2）	1982〜1989	86	(/1000人・年)5.21 [7.5年]	[観察期間]	2年以内
（文献8）	1989〜1994	1,053	−		心合併症（男26%，女16%）
（文献9）	1989〜1994	559	−		心合併症（初発時あり47%，なし16%）
		（同一患者）			
（文献7）	1991〜1992	150	−	免疫グロブリン治療例（1年以内）	
（文献3）	1993〜1996	217	6.89 [4年]	3歳未満, 心合併症	1年以内
（文献4）	2003〜2012	1,842	3.89 [10年]	男, 3歳未満, 免疫グロブリンまたはステロイドによる治療例	2〜3年以内
	2003〜2010	1,346	4.95 [7.5年]		
	2003〜2006	361	6.48 [4年]		
	2007〜2010	439	6.51 [4年]		

上まで漸増しているので，今後の推移に留意するべきである．人種別の相違もあり，アジア人（太平洋諸島の住民を含む）の再発率は高い[5]．

再発例の初発時の特徴として，3歳未満，男[3,4]，長い発熱期間，高度な肝機能障害や貧血[6]，免疫グロブリン静注（intravenous immunoglobulim：IVIG）またはステロイド療法の実施[4,7]などが指摘されており，重症例ほど再発しやすいと考えられる．再発の時期は，初発後の3年以内，特に1年以内に多い[2~5]．再発例では冠動脈病変を含む心合併症が高率で[5,8,9]，繰り返す血管炎の影響が示唆される．

▶ 文献

1) 川崎病全国調査担当グループ：第24回川崎病全国調査成績．日本川崎病研究センター，2017
[http://www.jichi.ac.jp/dph/kawasakibyou/20170928/mcls24report.pdf]
2) Nakamura Y, et al.：Acta Paediatr 1994；83：1061-1064
3) Hirata S, et al.：Acta Paediatr 2001；90：40-44
4) Sudo D, et al.：Acta Paediatr 2017；106：796-800
5) Maddox RA, et al.：Pediatr Int 2015；57：1116-1120
6) Yang H, et al.：Eur J Pediatr 2013；172：1641-1647
7) Nakamura Y, et al.：Eur J Pediatr 1996；155：303-307
8) Nakamura Y, et al.：Arch Dis Child 1998；78：163-165
9) Nakamura Y, et al.：Pediatrics 1998；102：e66

〔三浦　大〕

重症例（川崎病ショック症候群）

▶ 定義

川崎病ショック症候群とは，「川崎病の急性期に低血圧性ショックや血液分布異常性ショックのために，急速輸液や心血管作動薬の投与，集中治療室（ICU）での管理を要する状態」と定義される[1]．

▶ 特徴

川崎病ショック症候群の頻度は3~7%程度であり[1~4]，川崎病ショック症候群は女児に多い[1,2]．血液検査で好中球数または分画，CRPの上昇を示し，血清アルブミン値や血小板数，ヘモグロビン値は低下を示すことから，ショックを呈さない川崎病に比べて血管炎症が強いことが示唆される[1~3,5]．また，免疫グロブリン静注（intravenous immunoglobulin：IVIG）療法の不応例の割合が高く[1,5]，追加治療を要することが多いが，ショックの出現が川崎病症状の出現より早いために川崎病の診断が遅れる傾向にあり[2]，冠動脈病変のリスクが高い．

「川崎病診断の手引き改訂6版」では，参考条項のなかに，「心筋炎」と「ショック」の場合には危急性が高く，生命にかかわる可能性があるため，重症例の治療経験の多い施設に相談するよう，第2群として，麻痺性イレウスや意識障害とともに記載した．

▶ 病態

川崎病ショック症候群の病態はおもに，①心筋炎による急性心不全，②血管透過性亢進による循環不全，③心合併症による急性心不全（僧帽弁腱索断裂，冠動脈瘤血栓性閉塞）と考えられるが，低血圧やショック状態に加えて急性腎不全，急性呼吸窮迫症候群，神経学的異常や急性腹症を合併してICU管理になる例もある[5,6]．これらは血漿交換療法を含む川崎病の治療の他，人工呼吸器管理や人工透析，膜型人工肺などの支持療法の併用で救命されているが[7,8]，死亡例の報告[7]もある．

▶ 心筋炎

川崎病における心筋炎の頻度は50~70%[9]だが，剖検による病理学的検索ではすべての急性期症例の心筋に炎症細胞浸潤が認められ[10]，冠動脈後遺症のない症例では心筋障害を残さず改善する[11]．心筋逸脱酵素の上昇を伴わず心臓超音波検査による左室収縮の低下や心電図変化をもって心筋炎と診断されることも多い．第21回川崎病全国調査では重症心筋炎の合併率は0.16%であり，重症心筋炎では経皮的心肺補助装置も準備しながら血漿交換療法を行うことを検討する[12]．川崎病における心筋炎は心筋細胞間質の浮腫と炎症が主体であり，心筋細胞の破壊と壊死はまれであるため，ウイルス性心筋炎など他の原因による心筋炎と比べて，治療に反応して速やかに改善する．

▶ 血管透過性亢進

Toxic shock または septic shock の症状を呈してICU管理となる．心臓超音波検査で左室駆出率の低

15

下はないが，心膜液貯留により心タンポナーデを合併した死亡例の報告があり[7]，炎症性の血管透過性亢進のため，輸液負荷の他に抗炎症治療を行わなければ，間質浮腫を招いて病態の改善はえられない．

▶ 僧帽弁腱索断裂

川崎病急性期に合併する僧帽弁腱索断裂は乳児に多く[13]，乳児僧帽弁腱索断裂の11%は川崎病に合併して生じている[14]．僧帽弁腱索断裂はショックによって診断されることが多く，川崎病全国調査では10年間の急性期死亡7例のうち2例が僧帽弁機能不全に起因する[15]．

➤ 文献

1) Kanegaye JT, et al.：Pediatrics 2009；123：e783-789
2) Dominguez SR, et al.：Pediatrics 2008；122：e786-970
3) Taddio A, et al.：Clin Rheumatol 2017；36：223-228
4) Gámez-González LB, et al.：Eur J Pediatr 2013；172：337-342
5) Kuo CC, et al.：J Microbiol Immunol Infect 2018；51：184-190
6) Gatterre P, et al.：Intensive Care Med 2012；38：872-878
7) Natterer J, et al.：Cardiol Young 2012；22：349-352
8) 福居留依，他：Prog Med 2010；30：1843-1846
9) McCrindle BW, et al.：Circulation 2017；135：e927-e999
10) Harada M, et al.：Histopathology 2012；61：1156-1167
11) Numano F, et al.：Int J Cardiol 2015；201：429-437
12) 芳賀大樹，他：日集中医誌 2014；21：354-358
13) 石原温子，他：Prog Med 2007；27：1525-1528
14) Shiraishi I, et al.：Circulation 2014；130：1053-1061
15) Nakamura Y, et al.：Circ J 2008；72：134-138

〔沼野藤人〕

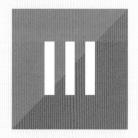

臨床症状

1 | 主要症状

発熱

　発熱は主要症状のなかでももっとも頻度が高く（94〜97% 以上），通常は初発症状である[1,2]．ただし発熱を認めないものの他の主要症状がそろったことから川崎病と診断され冠動脈病変を合併した症例の報告[3,4]や，逆に発熱以外には BCG 接種痕の発赤しか呈さず，他の主要症状を認めないのに冠動脈瘤を形成した症例の報告もある[5]．一般に発熱の程度は38.5〜39℃ 以上で，弛張熱もしくは稽留熱のこともある[6]．的確な診断や治療が行われずに経過した場合には発熱が3〜4週間続くこともあり，また幼弱乳児では37℃ 台の微熱が遷延することもあるが，通常1か月以上発熱が続くことはないとされる[7,8]．

　「川崎病診断の手引き改訂5版」では，主要症状の筆頭にある「5日以上続く発熱」に関して，「ただし，治療により5日未満で解熱した場合も含む」の語句が追加された．それは近年，4日以下の発熱日数でも他の主要症状から川崎病と診断され免疫グロブリン静注（intravenous immunoglobulin：IVIG）療法が開始されて解熱する例もあり，発熱が3〜4日の症例もあるからである．主要症状の記載順序については覚えやすいように体の上から下への順番に変更されたが，乳児では発熱に伴い非常に機嫌が悪いことが大きな特徴であり，年長児では倦怠感・関節痛などを訴えることが多い．また，主要症状が一時的にしか認められない場合もあるので，原因不明の発

熱が1〜2週間続いた症例では主要症状が経過中に出現していなかったか確認が重要である[6]．

　今回，改訂6版では発熱に関して，日数の記載を削除し，「発熱」のみの表現とした．川崎病の認識がほぼすべての小児科医に浸透している現在，「抗菌薬に反応しない」，「5日以上続く」，「原因不明の」発熱が典型的には認められることも浸透しているためである．しかし，現実には，抗菌薬を使用したら発熱が2〜3日で下がったものの，他の主要症状が2〜3つで，結局，冠動脈病変を合併した例や，他の感染症を合併しながら冠動脈病変を合併した例もある．その点は承知のうえで，さらに早期診断，不全型川崎病の見落とし防止，冠動脈病変予防など，積極的に急性期治療を行いやすくするためには，これらの発熱に関する条件はないほうがわが国での診療の実状に適していると思われる．

▶ 文献

1) 川崎富作（総監修）：川崎病の基本．協和企画，2015；31-38
2) 川崎富作：日本医事新報 2009；3926：33-36
3) 吉田寿雄，他：Prog Med 2066；26：1545-1548
4) 東田有加，他：Prog Med 2012；32：1407-1411
5) 内山弘基，他：心臓 2016；48：946-951
6) McCrindle BW, et al.：Circulation 2017；135：e927-e999
7) 佐藤加代子，他：循環器内科 2011；69：318-323
8) 鮎沢　衛：日臨 2014；72：1563-1570

〔松裏裕行〕

眼球結膜充血

　一般的には発熱後，数日して認められることが多い[1]．眼球結膜の毛細血管の1本1本が拡張して，

その走行がはっきり区別できるのが特徴で，眼脂は認めないか，認めてもわずかである．通常，両側眼

球結膜充血に著明な左右差は認められない．眼球結膜の著明な急性炎症所見のわりには眼瞼結膜はせいぜい軽度の充血を呈するのみで，これらの所見は細菌・ウイルス感染による急性結膜炎との相違点とされている[1~3]．膿性眼脂を認めないことは，アデノウイルス感染症との鑑別点の1つである[4]．

第24回川崎病全国調査に基づく出現率は93%（定型例で97%，不全型で76%）である[5,6]．不全型川崎病が多いとされる6か月以下の早期乳児例での発現頻度は96%と高く，早期乳児例の診断に有用な所見である[7]．6歳以降に発症した年長例では，発熱と非化膿性頸部リンパ節腫脹が先行することが川崎病の特徴の1つであるが，3番目に発現する主要症状としては発疹と眼球結膜充血が多く，早期診断のための注目点の1つである[8]．

虹彩毛様体炎は川崎病患児の29~78%に認められ，川崎病の早期診断や不全型川崎病診断に有用であることが報告されている[1~3,9]．

川崎病急性期眼合併症の特徴は前部眼組織の炎症であり，治療後も後遺症を残すことがまれで，転帰は良好であることが多い[2,3]．

最近，川崎病急性期の失明や後部眼組織合併症の報告が認められ，一部に転帰不良例も報告されてきた．羞明，視力障害を含めた眼症状が認められる場合は，眼科専門医による評価が必要である[10]．

▶ 文献

1) 荻野廣太郎：医のあゆみ 2007；222：859-865
2) Ohno S, et al.：Am J Ophthalmol 1982；93：713-717
3) 大野重昭, 他：臨眼 1982；36：561-566
4) Barone SR, et al.：Arch Pediatr Adolesc Med 2000；154
　(5)：453-456
5) 大木いずみ, 他：日小児会誌 2005；109：484-491
6) Sonobe T, et al.：Pediatr Int 2007；49：421-426
7) Nakada T：IOSR J Pharm 2016；6：41-46
8) 中田利正：小児臨 2013；66：2116-2121
9) Choi HS, et al.：Korean J Pediatr 2015；58：374-379
10) Nakada T：IOSR J Pharm 2016；6：26-29

〔中田利正〕

口唇，口腔所見

口唇，口腔所見の出現率は90%前後であり[1]，年齢があがると頻度は低くなる[1]．発熱後数日で，眼球結膜充血と同時に認めることが多い．口唇は紅潮し，「口紅を塗ったように」赤くなる．腫脹，乾燥し，亀裂により出血やびらん，血痂が認められることもある．舌は全体に発赤腫脹し，舌乳頭の肥大が起こり，溶連菌感染症でみられるような「いちご舌」となる（出現率72~83%）．口腔咽頭粘膜はびまん性に発赤する．扁桃に白苔が付着することはまれである．口腔内に水疱やびらん，アフタ，潰瘍，偽膜を形成しない．この点がStevens-Johnson症候群や手足口病，ヘルペス性歯肉口内炎などと異なる．川崎の最初の報告においても口腔にびらんや潰瘍を形成しないことがStevens-Johnson症候群と大きく異なる点としている．口唇の発赤は他の主要症状が消失した後も比較的長く残ることが多く，解熱後1~2週間続くこともある．

近年，川崎病においてCTで咽後水腫の所見が認められるとの報告がある[2~6]．後咽頭の軟部組織が肥厚し低吸収域として認められるもので，辺縁造影

効果は認められない．血管炎に伴う蜂窩織炎と考えられている．川崎病に特異的なものではなく，感染や炎症，腫瘍などでも認められるが，咽後膿瘍との鑑別には有用な所見である．急性期に上気道狭窄の所見があると，耳鼻科に相談し，深頸部膿瘍や咽後膿瘍など緊急性のある疾患への対応が実施され，切開排膿しようとすることが報告されている．今回，「川崎病診断の手引き改訂6版」の参考条項に「咽後水腫」を加えられた．咽後水腫は川崎病にもみられる所見であり，侵襲的処置の前に免疫グロブリン静注（intravenous immunoglobulin：IVIG）療法を行って効果をみることも考慮してもよい．

▶ 文献

1) 大木いずみ, 他：日小児会誌 2005, 109：484-491
2) 友森あや, 他：小児臨 2014；67：2159-2164
3) 入川直矢, 他：小児耳鼻 2012；33：37-41
4) 田中麻希子, 他：Prog Med 2011；31：1649-1654
5) Langley EW, et al.：J Emerg Med 2010；39：181-185
6) Roh K, et al.：Korean J Radiol 2011；12：700-707

〔塩野淳子〕

a 発疹

　川崎病では，病初期，多くは 3～5 病日頃に，体幹や四肢に広がる紅斑性発疹が主要な症状の 1 つである[1]．典型的には，びまん性に広がる紅斑丘疹性（麻疹様）発疹であるが（図 1a），猩紅熱様，斑状，多形紅斑様（図 1b）とさまざまな様相を呈する[2]．頻度は高くないが，無菌性小膿疱[3]（図 1c）や乾癬様の皮膚変化[4]（図 1d）を伴うこともあり診断に苦慮する．一方で，水疱形成や粘膜のびらん，Nikolsky 現象はみられない．臍周囲や会陰部などからうっすらと出現してくることも多く[5]，おむつを外してよく観察することが重要である．また，アトピー性皮膚炎などの基礎疾患がない限り，強いかゆみを訴えることは

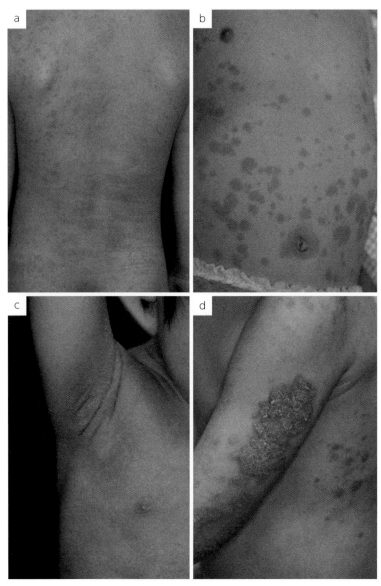

図1　発疹ならびに BCG 接種痕の発赤
［症例写真 9：p.xi］

ないが，年長児は「痛がゆい」と表現することもある．治療が奏効すれば速やかに消退し色素沈着は残さない．発疹は，定型例の94%に，不全型川崎病の65%にみられるが[6]，BCG接種痕の変化や指先の膜様落屑と異なり，単独での特異度は低い．その形態や分布様式からのみでは，診断を確定することも否定することも困難である．ウイルス性発疹症，薬疹，毒素性ショック症候群，膠原病・自己免疫疾患などを考えながら慎重に鑑別を進めて行く必要がある．

➤ 文献

1) 川崎富作：アレルギー．1967；16：178-222
2) Morens DM, et al. : Pediatrics 1980 ; 65 : 21-25
3) 川崎富作：皮病診療 1980；2：956-961
4) Eberhard BA, et al. : Psoriatic eruption in Kawasaki disease. J Pediatr 2000 ; 137 : 578-580
5) Friter BS, et al. : Arch Dermatol 1988 ; 124 : 1805-1810
6) Sonobe T, et al. : Pediatr Int 2007 ; 49 : 421-426

〔古野憲司〕

b BCG接種痕の変化

川崎病発症時にBCG接種痕の発赤，水疱・潰瘍形成，痂皮化などの変化を認めることがある．発赤のみを認める場合は発疹消失と同時に消えるが，局所の反応が強く水疱・潰瘍形成などを伴う場合，2週間前後で痂皮化し剥離脱落することが多い．発症頻度については，281例を検討した高山らの報告では図2に示すようBCG接種から川崎病発症までの期間が密接に関連しており接種1〜3か月で76%，4〜6か月で88%，7〜12か月では59%の例で変化を認め，37か月以上あいた例では変化を認めなかった[1]．Ueharaらの報告を図3に示す[2]．2007年に行われた第19回川崎病全国調査の結果からBCG接種歴をもった川崎病診断例15,524例のうち，BCG接種痕の変化を認めた例は7,745例（49.9%）あり，川崎病

発症年齢を3〜20か月に限ると70%を超す出現率となる．川崎病の6主要症状の1つ非化膿性頸部リンパ節腫脹が2歳以下で認められる例は60%以下といわれており[3,4]，BCG接種が予防接種に組み込まれている国で，この年齢層の川崎病発症では，BCG接種痕の変化率は主要症状の1つよりも高いことになる．特にインド，中国など，アジア諸国ではほとんどの国でBCG接種が行われており，同時に川崎病に関する知識の普及に伴って急速に浸透して患者数が増えてきており，今後，この所見を示し，診断に結びつく患者数は多くなると思われる．

BCG接種痕の皮膚変化の病理所見[5,6]としては毛細血管の拡張を伴った真皮乳頭層の浮腫とCD4陽性T細胞およびCD13陽性マクロファージなどの炎症性細胞浸潤が認められ，インターロイキン（inter-

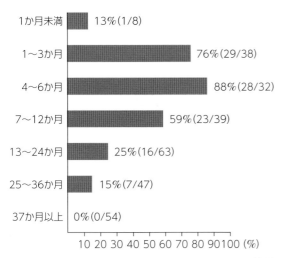

図2 BCG接種からMCLS発症までの期間とBCG接種痕変化との関係
〔高山　順，他：日小児会誌 1982；86：567-572 より改変〕

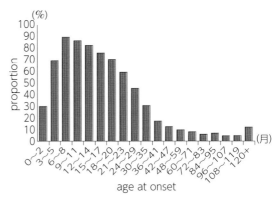

図3 年齢別にみたBCG接種痕の発赤を認める患者の割合（n=15,524）
〔Uehara R, et al. : Pediatr Infect Dis J 2010 ; 29 ; 430-433 より改変〕

leukin：IL)-1α，腫瘍壊死因子（tumor necrosis factor：TNF)-α の発現も多いと報告されている．

▶文献

1）高山　順，他：日小児会誌 1982；86：567-572

2）Uehara R, et al.：Pediatr Infect Dis J 2010；29；430-433
3）大木いずみ，他：日小児会誌 2005；109：484-491
4）Sung RY, et al.：Pediatr Infect Dis J 2006；25：521-525
5）Sato N, et al.：J Pediatr 1993；122：198-203
6）Kuniyuki S, et al.：J Am Acad Dermatol 1997；37：303-304

〔土屋恵司〕

四肢末端の変化

▶急性期

　手掌，足底はびまん性に発赤腫脹し，指圧痕を残さない硬性浮腫とよばれる所見を示す．典型的な場合には，「ぱんぱん」や「てかてか」と光沢が出るほど腫脹する．手掌，足底または四肢末端に紅斑がみられることがある（図4）．近年では典型的な高度の硬性浮腫はあまり多くなく，浮腫を認識できず手掌や足底の紅斑だけの場合も多い．紅斑は指尖から出現し指の腫脹を伴う場合も多い．軽微な紅潮で判断が困難な場合もあり，末梢冷感がある場合にはさらに判断が困難なこともある．足底の紅斑では境界線が鮮明にみられることもある（図5）．症状の出現は，発症から5日以内が多く2～3日で消退することが多い．痛みを伴うこともある[1,2]．急性期の四肢末端の変化は，わが国で 82.0%，欧米で 68.0～75.6% の出現率である[3~6]．

▶回復期

　発症から 10～15 日後の病状回復期に，手指，足趾

の指尖部と爪周囲の皮膚に皺や亀裂が入り，さらに発症から 2～3 週間で乾燥した皮膚が剝離する膜様

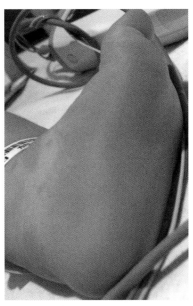

図5　硬性浮腫を伴う足底紅斑（急性期）
［症例写真 14；p.xii］

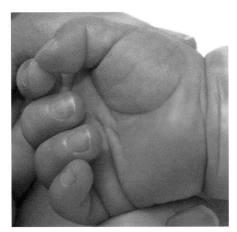

図4　硬性浮腫を伴う手掌紅斑（急性期）
［症例写真 11；p.xii］

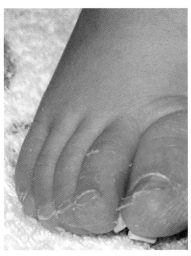

図6　膜様落屑（回復期）
［症例写真 16；p.xii］

落屑が出現する（図6）．膜様落屑は，手掌や足底まで伸展することがある[1,2]．

「川崎病診断の手引き改訂6版」では，「掌蹠」の語を，やや平易にする意図で「手掌足底」と変更した．

➤ 文献

1) Kawasaki T：Proc Jpn Acad Ser B Phys Biol Sci 2006；82：59-71
2) McCrindle BW, et al.：Circulation 2017；135：e997-e999
3) 大木いずみ，他：川崎病全国調査に基づく主要症状の出現状況に関する初期と現在の比較．日小児会誌 2005；109：484-491
4) Wang S, et al.：Pediatr Infect Dis J 2009；28：538-539
5) Saundankar J, et al.：Pediatrics 2014；133：e1009-1014
6) Saguil A, et al.：Am Fam Physician 2015；91：365-371

〔上野健太郎〕

急性期における非化膿性頸部リンパ節腫脹

▶ 臨床的特徴

非化膿性頸部リンパ節腫脹は川崎病の診断基準の主要症状の1つである[1]．川崎病でみられる非化膿性頸部リンパ節腫脹は通常片側性である．大きさは1.5 cm以上（拇指頭大）で，典型的な場合には，数cm以上の一塊の腫脹（実際は数個のリンパ節の腫脹）と表面皮膚に発赤を伴う場合がある．頸部リンパ節腫脹は触診上，波動はなく，充実性で，比較的硬い．ほとんどの症例で圧痛があり，痛みのため首を曲げたまま急性期を経過する場合もある．川崎病による非化膿性頸部リンパ節腫脹の出現頻度は約65%と診断基準の主要症状のなかでは比較的低い[2]．年齢による出現頻度の差があり，1歳未満では明らかに低い傾向にあるが，年長児の出現頻度は高い[2]．

この点を今回の「川崎病診断の手引き改訂6版」では強調し，「備考」に改訂5版で記載されていた「他の主要症状に比べて発現頻度が低い（約65%）」に加えて，「3歳以上では約90%に見られ，初発症状になることも多い．」と注意喚起した．3歳以上ではこの症状が約90%にみられ，しばしば他の症状を認めずに，発熱とともに2主要症状のみで初発症状となり，確定診断が遅れることがある．また，細菌性リンパ節炎や咽後膿瘍の鑑別のため外科的処置を議論する際に，川崎病の可能性を考えること，鑑別法として頸部の超音波検査で多房性を呈することが比較的特徴的であり，「備考」のなかに記載した．

▶ 鑑別疾患

小児の頸部リンパ節腫大をみた場合，川崎病以外に化膿性リンパ節炎，組織球性壊死性リンパ節炎，伝染性単核症などが鑑別疾患としてあげられる．特に，化膿性リンパ節炎との鑑別は重要である．臨床的によく遭遇するケースとして，川崎病初期に非化膿性頸部リンパ節腫脹が単独あるいは発熱と同時に出現する場合がある[3]．その際，ほとんどの症例で，化膿性リンパ節炎と診断，あるいは疑いのまま抗菌薬の投与が行われる．その後，治療経過中に川崎病のその他の主要症状（発疹や口唇の変化など）が出現し，最終的に川崎病との診断に至る．

▶ 画像的評価

非化膿性頸部リンパ節腫脹の画像的な評価として，主に超音波検査やCTが臨床的に汎用されている．非化膿性頸部リンパ節腫脹は，超音波検査でgrape signといわれる多房性のリンパ節が拡大している所見[4]をえることができる．一方，化膿性リンパ節炎は1個のリンパ節であり，低エコー領域で示される．しかしながら，化膿性リンパ節炎においてgrape signと似た所見となることがあり，必ずしも感度の高い検査とはいえない．CTでは，川崎病の場合，一般的に多房性のリンパ節が腫脹している所見（図7a）をえるのに対して，化膿性リンパ節炎では，1個のリンパ節がリング状増強効果（ring enhance）を伴う内部の低吸収域を伴うことが特徴である（図7b）．しかし，非化膿性頸部リンパ節腫脹のなかにはリング状増強効果を伴い，化膿性リンパ節炎と似たような所見の場合もあるため注意が必要である．ただし，CTによってえられる他の所見のなかで，川崎病と咽頭後間隙の浮腫（図8）の関連性は，これまで多く報告されている[4〜6]．川崎病診断の際，感度100%の画像検査はないものの，超音波検査のgrape signやCTによる咽頭後間隙の浮腫の所見を組み合わせることで，川崎病早期診断につな

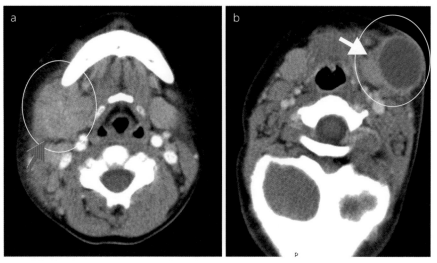

図 7　頭部造影 CT の比較
a：非化膿性頸部リンパ節腫脹の造影 CT.　➡：多房性のリンパ節が腫脹.
b：化膿性頸部リンパ節炎の造影 CT.　⇨：リング状増強効果を伴う内部の低吸収域.

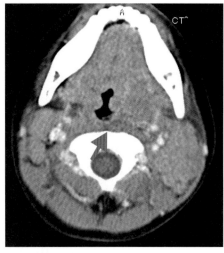

図 8　川崎病症例の咽頭後間隙浮腫
咽後膿瘍を疑ったが，後に川崎病と診断した自験例.
➡：咽頭後間隙に低吸収域を認める.

がる.

▶予後との関連

　非化膿性頸部リンパ節腫脹そのものは通常川崎病性冠動脈障害に直接的に影響はしない．ただし，化膿性リンパ節炎との鑑別に苦慮し，川崎病の最終診断が遅れる場合がある．その場合，診断時期の遅れが冠動脈病変に至る可能性があるため注意が必要である．

▶文献

1) Ayusawa M, et al.：Pediatr Int 2005；47：232-234
2) Yanagawa H, et al.：Pediatr Int 2006；48：356-361
3) Kanegaye JT, et al.：J Pediatr 2013；162：1259-1263
4) Nozaki T, et al.：Pediatr Int 2016；58：1146-1152
5) Sasaki T, et al.：Acta Otolaryngol 2014；134：437-440
6) Nomura O, et al.：Eur J Pediatr 2014；173：381-386

〔中村常之〕

2 ｜ 参考条項における臨床所見

消化器症状

　川崎病に腹痛，嘔吐，下痢などの腹部症状を伴うことはまれでなく，軽いものを含めると約3分の2にみられ，急性期のどの時点にも出現しうる．初発症状として激しい腹痛を呈することがまれにあり，腹部の精査が優先され川崎病との診断が遅れたり[1]，必要のない開腹手術が施行されたりする傾向がある[1,2]．

▶川崎病急性期に腹部症状を生じる原因

1. 麻痺性イレウスを含む腸管浮腫

　川崎病では腸間膜動脈にも炎症が及ぶことがあり，腸管血流不良や腸間膜動脈神経叢の虚血により腸管浮腫，イレウスが生じる[1,3]．腹部X線では小腸の拡張，腸管ガス像増加，小腸壁の肥厚と指圧痕像が特徴的であるが，特に指圧痕像は血管炎による腸管壁の浮腫と出血を示唆している[3]．これがみられた症例では機械的閉塞を伴わないことから開腹手術は回避すべきとの見解がある[3]．

2. 傍大動脈/腸間膜リンパ節炎

　川崎病では頸部リンパ節炎が典型的であるが，腹部を含む他のリンパ節炎も生じることがあり，腹痛の原因となる[2]．

3. 虫垂炎

　川崎病症例の切除虫垂の組織所見では，固有筋層への好中球浸潤に加え虫垂炎としては非典型的な好酸球浸潤もみられ，川崎病の炎症による影響と推測されている．トランスアミナーゼの上昇は川崎病では珍しくないが，典型的な虫垂炎に随伴することは通常ないため，トランスアミナーゼが上昇している場合には典型的な虫垂炎より，むしろ川崎病を考える必要がある[1]．

4. 胆嚢炎

　胆嚢壁，胆嚢管粘膜の血管炎による二次的な浮腫性変化であり，川崎病の5～20%に認められる[4]．急激な腫大は強い腹痛の原因になりえる．免疫グロブリン静注(intravenous immunoglobulin：IVIG)療法を含む川崎病の治療で炎症を抑制することで治癒するため，胆嚢切除などの積極的介入を必要としない[4]．

　以上のように急性腹症であっても多くの例で開腹を必要としない可能性が指摘されている．初期の段階から肝機能障害の有無や軽度の川崎病の主要症状にも十分に留意し，川崎病の可能性を鑑別することが重要である．

　顕著な腹部症状で発症する川崎病は年長児，男児例，不全型川崎病が多く，冠動脈病変の合併率が高いことが指摘されている．腹部症状に目を奪われて川崎病の診断や治療が遅れがちな傾向があり(特に小児外科医が担当している場合)，それが冠動脈病変発生の一因と考えられる一方，遅滞なくIVIG療法をうけた例にも冠動脈病変が生じていることから，より重症の病態を有している可能性も指摘されている[1]．

　「川崎病診断の手引き改訂6版」では，麻痺性イレウスのような強い消化器症状を呈する例は重症例で予後不良であることを強調し，心筋炎，血圧低下(ショック)，意識障害とともに参考条項の第2群に記載した．このような症例は，経験の多い施設や集中治療が可能な施設への相談をすることが望ましい．

> 文献

1) Zulian F, et al.：J Pediatr 2003；142：731-735
2) Ulloa-Gutierrez R, et al.：J Pediatr 2004；144：691

3) Miyake T, et al.：Pediatr Radiol 1987；17；383-386
4) Suddleson EA, et al.：J Pediatr Surg 1987；22；956-959

〔中川直美〕

呼吸器症状

　川崎病急性期の約3割で咳嗽や鼻汁などの呼吸器症状を呈する[1]．胸部X線では，微細な異常を含めると6割以上で認め，多くは網状顆粒状陰影を主とした間質性陰影で，その他は気管支壁の増強，胸水または葉間胸膜肥厚，無気肺などである[2]．2%弱でconsolidationを呈することもある[3]．過去の病理学的報告では，肺動脈炎により血管壁の透過性が増し，間質に浮腫を呈し，びまん性間質性肺炎と同様の組織像を呈するのが特徴とされ[4]，X線所見に反映しているとみられる．多くの呼吸器症状は治療不要であるが，PCR（polymerase chain reaction）法でエンテロウイルス，アデノウイルス，ライノウイルス，コロナウイルスなどが検出されたり[5]，比較的年長児ではマイコプラズマ感染が証明されたりする

こともあり[6]，感染症の合併あるいは先行も考慮する必要がある．鼻炎などのアレルギー疾患症状が川崎病の発症を誘発する可能性も報告されている[7]．また呼吸器症状のある川崎病では発熱持続，冠動脈拡大のリスクが高くなるという報告もある[8]．

> 文献

1) Annette L, et al.：J Pediatr 2009：154：592-595
2) 石口由希子，他：Prog Med 2017：37：843-847
3) Singh S, et al.：Pediatr Pulmonol 2018：53：103-107
4) 渋谷和俊，他：Prog Med 1986：6：35-42
5) Chang LY, et. al.：J Formos Med Assoc 2014；113：148-154
6) Park HR, et. al.：Infect Chemother 2017；49：38-43
7) Wei CC, et. al.：Ann Epidemiol 2014；24：340-343
8) Lee SB, et. al.：Korean Circ J 2015；45：317-324

〔吉兼由佳子〕

関節症状

　川崎病において関節症状が合併する頻度は，免疫グロブリン静注（intravenous immunoglobulin：IVIG）療法が確立する以前の報告では17〜45%といわれていた[1~3]．IVIG療法確立後はその頻度は減少し，2000年以降の報告では2.0〜7.5%とされる[4,5]．関節炎の症状については，関節痛はほぼ全例でみられるが，熱感や腫脹といった炎症症状は急性期に多い[6]．

　関節症状合併例にはIVIG不応例が多いが[6,7]，冠動脈病変の発生に関しては関節症状の有無は関係ないと報告されている[5,6]．「川崎病診断の手引き改訂6版」では，関節の「疼痛，腫脹」を，特異的ではないが川崎病でみられる症状の1つとして記載している．

　関節症状の出現時期に関して，第10病日までに手指や足趾といった小関節が多関節にわたって障害される早期発症群と，第10病日以降から6〜8か月間までに膝関節や股関節といった大関節が障害される後期発症群に分けられる[6,8]．前者は全身型若年性特発性関節炎（systemic juvenile idiopathic arthritis：

sJIA），後者は関節型若年性特発性関節炎（articular JIA：aJIA）との鑑別が重要である[9]．血清インターロイキン（interleukin：IL）-18は，川崎病ではほとんど上昇しないが，sJIAでは著明に上昇することから，その鑑別に有用である[10]．ステロイドやシクロスポリン，抗腫瘍壊死因子（tumor necrosis factor：TNF）-α阻害薬を使用している場合は，化膿性関節炎や，股関節であれば大腿骨頭壊死も鑑別疾患にあがる．

　画像検査としては，関節炎の病勢の把握および他疾患との鑑別に関節MRIが有用である．

> 文献

1) 川崎富作，他：アレルギー 1967：16：178-222
2) Melish ME：Pediatr Ann 1982；11：255-268
3) 田村　宏，他：小児内科 1983；15：367-372
4) Lee KY, et al.：Eur J Pediatr 2005；164：451-452
5) Gong GW, et al.：J Pediatr 2006；148：800-805
6) 武山　彩，他：小児科 2009；50：2083-2089
7) Hartas GA, et al.：Pediatr Allergy Immunol Pulmonol 2015；28：13-19

8) 高橋幸利，他：小児臨 1985；38：611-621
9) Izumi G, et al.：Pediatr Int 2011；53：1087-1089
10) Takahara T, et al.：Rheumatol Int 2015；35：81-84

〔大熊喜彰〕

神経症状

死亡例の検討では，リンパ球，巨核球を主体とする細胞浸潤に，浮腫を伴った神経組織所見を30%に認める．肝臓，腎臓など他臓器の変化に類似し，全身性血管炎の一臓器障害と考えられている[1]．より軽症例の変化についても，脳血流SPECT（single photon emission computed tomography），MRIなどにより検査され，脳内中小血管における血管炎の関与が示唆されている[2,3]．

1. 髄膜炎

川崎病剖検例の髄膜所見は無菌性髄膜炎に合致する[1]．単核球主体の細胞増多を示し，糖は正常，蛋白も多くの場合，正常である．川崎病患者全例に腰椎穿刺を行った前方視的検討では50%以上に変化を認めたが，ほとんどは軽症に経過する[4]．

2. 脳炎・脳症

川崎病の急性期，全身性血管炎の活動が盛んな時期に発症することが多く，脳炎・脳症が初発症状となる症例もある．低年齢で貧血と低蛋白血症の程度が強いこと，CRP陰性化までの日数が長いことが特徴としてあげられている．冠動脈病変，心筋炎，麻痺性イレウスなど多彩な合併症を伴うことが多いが，神経学的予後は通常良好である[5]．まれではあるが，意識障害が回復せず死亡する例が報告されている．

1歳未満の乳児で，通常の熱性けいれんと異なり発熱24時間以降に発症する場合，川崎病も念頭におき，その臨床所見発現に留意する．

3. Mild encephalitis/encephalopathy with a reversible splenial lesion (MERS)

MRIで脳梁膨大部に一過性高信号を認める軽症脳炎/脳症で，最近川崎病で報告が散見される[6]．

その他，脳梗塞，顔面神経麻痺，感音性難聴，末梢神経炎などの合併も知られている．「川崎病診断の手引き改訂6版」では，参考条項の危急的症状のなかに，「意識障害」をあげ，重症な川崎病症例の診療経験の多い施設への相談を行うことを勧めている．また，「神経：髄液の単核球増多，けいれん，顔面神経麻痺，四肢麻痺」が，非特異的であるが川崎病を否定しない所見として記載されている．

▶ 文献

1) Amano S, et al.：Acta Pathol Jpn 1980；30：365-373
2) Okanishi T, et al.：Pediatr Neurol 2012；47：295-298
3) Hikita T, et al.：Clin Nucl Med 2011；36：643-349
4) 志村稔美，他：小児臨 1978；31：789-792
5) 高木一江，他：脳と発達 1990；22：429-435
6) Itamura S, et al.：Pediatr Cardiol 2011；32：696-699

〔鎌田政博〕

3 | 鑑別のポイント

川崎病の診断は症候診断が基本であり，従来から
の診断基準にも「他の疾患が除外されれば本症とす
る」と明記されていた．発熱を伴い，川崎病と鑑別
を要する疾患としては，感染症やリウマチ性疾患な
どの全身性炎症性疾患，また川崎病に特徴的な冠動
脈病変と類似した冠動脈疾患などがあげられる（「鑑
別疾患一覧表」(p.xiv)参照）．

川崎病の除外診断には，逆に川崎病の各症状にお
ける特異性の理解が重要である．手指の硬性浮腫，
手掌足底・四肢先端の紅斑，その後の指先からの膜
様落屑は川崎病に極めて特異的であり，他疾患では
ほとんど観察されない所見である．皮疹はさまざま
な形の紅斑を基本とするが，まれにびまん性の発赤
を伴った小膿丘疹を呈することもある．一方，水疱，
紫斑，出血斑を伴う皮疹の場合は，川崎病以外の疾
患を考える．頸部リンパ節腫脹は超音波検査で多房
性を示し，細菌性リンパ節炎のような単房性ではな

い．胸鎖乳突筋の裏に位置する深頸リンパ節が好発
部位である．また，CTで確認される咽後水腫も川
崎病らしさを示す所見である．川崎病の結膜充血に
は眼脂を伴わない．BCG接種痕の発赤腫脹は川崎病
以外でもまれに観察されるが，本症に特徴的であ
る．扁桃の著明な白苔，口内炎・アフタ，口腔粘膜
のびらんなどは川崎病を否定する所見である．ま
た，乳幼児における不機嫌や活気不良は，川崎病ら
しい所見といえる．検査における川崎病らしさを示
す所見として，左方移動を伴う好中球増加，CRP上
昇，赤沈亢進，アルブミン低下，低ナトリウム血症，
肝機能障害，高ビリルビン血症，BNP上昇，補体上
昇(血清補体価，C3，C4)，フィブリノーゲン増加，
FDP・Dダイマーの上昇，回復期の血小板増多，無
菌性膿尿，無菌性髄液細胞数増多などがあげられ
る．これらの検査異常は，川崎病の診断の参考にす
べきである．

感染症ならびにリウマチ性疾患

川崎病の診断は症候診断と除外診断に基づいて行
われるが，発熱，皮疹，リンパ節腫脹などの症状は，
感染症でも好発する．とりわけ小児はさまざまな感
染症に罹患するため，感染症の鑑別に際しては，①
川崎病の所見の特徴を理解し，同時に非特異的な所
見を理解すること，②鑑別診断の対象となる感染症
とその症状と所見の特徴を知ること，③検査値が川
崎病らしいか確認することなどが重要である．

▶川崎病における症状の特徴

川崎病の診断には，各症状の詳細な理解が重要で
ある．同時に川崎病では認めない所見の理解はさら

に重要である．主要症状のなかでは，手指・足趾の
硬性浮腫，手掌・足底・四肢先端の紅斑，膜様落屑，
BCG接種痕の発赤・腫脹は川崎病に特異的であり，
他の疾患ではほとんど観察されないため，重要度の
高い所見である．

発熱はもっとも高頻度の症状で(94〜97%以上)，
かつ初発症状であることが多い．熱型は弛張熱(1日
の最高と最低体温の差が1℃以上)もしくは稽留熱
であり38.5〜40℃の発熱が多い．平熱化を伴う弛張
熱，間歇熱，1か月以上持続する発熱の場合は，川
崎病以外を疑うべきである．平熱化を伴う弛張熱
は，全身型若年性特発性関節炎(systemic juvenile

表1 川崎病が否定的な所見

症状部位	川崎病が否定的な所見
発熱	平熱化を伴う弛張熱，間歇熱，1か月以上持続
皮疹	水疱，びらん，紫斑，Nikolsky 現象，Köbner 現象
眼	膿性眼脂，偽膜形成，眼瞼結膜の著明な充血・発赤
口唇・口腔	扁桃の著明な白苔，アフタ，潰瘍，びらん，偽膜形成
頸部リンパ節	単房性の腫脹，膿瘍形成，自壊，疼痛なし

表2 川崎病と鑑別すべき感染症およびその合併症

疾患群		病原体・疾患名
感染症関連	ウイルス	麻疹，風疹，突発性発疹，伝染性紅斑，アデノウイルス，EB ウイルス（＋ペニシリン），パレコウイルス，デング熱，Gianotti 病/Gianotti-Crosti 症候群，
	細菌	溶連菌，エルシニシア，猫ひっかき病，レプトスピラ，マイコプラズマチフス・パラチフス，リケッチア（日本紅斑熱，ツツガムシ病，ライム病）
	その他	toxic shock syndrome，ブドウ球菌性熱傷様皮膚症候群，リウマチ熱

idiopathic arthritis：sJIA）の特徴的所見である．

　発疹は定型例の94% に，不全型川崎病の65% に認められる．川崎病の皮疹は3〜5病日頃までに，体幹や四肢の不定形紅斑として出現することが多い．紅斑の大きさは猩紅熱様，斑状，多形紅斑様とさまざまである．病初期には外陰部から紅斑が出現することも多く，乳幼児では必ずおむつを外して観察する．一方，川崎病でまれにみられる皮疹についても知る必要がある．発赤腫脹を伴った無菌性小膿疱，乾癬様の鱗屑を伴った紅斑などである（症例写真（p. x）参照）．川崎病の皮疹は，水疱・小水疱，びらん，紫斑，Nikolsky 現象，Köbner 現象は伴わない．BCG接種痕の発赤腫脹は，川崎病以外でもまれに観察されるが，本症に特徴的である．口唇・口腔所見では，アフタ，潰瘍，びらん，偽膜形成は川崎病を否定する所見である．扁桃の著明な白苔はまれである．眼・結膜所見では膿性眼脂，偽膜形成，眼瞼結膜の著明な充血・発赤は川崎病には認めない．また，乳幼児における不機嫌や活気不良は，川崎病らしい症状である．各主要症状について川崎病が否定的な所見を表1に示した．これらの所見を認める場合は，鑑別診断をすすめ，安易な免疫グロブリン静注（intravenous immunoglobulin：IVIG）やステロイドの使用は慎むべきである．

▶ 鑑別すべき感染症

　さまざまなウイルス性疾患，細菌性疾患，その他の感染症に起因する疾患が鑑別にあげられる（表2）．なかでも，アデノウイルス，溶連菌などは頻度が高い感染症であり，川崎病の治療前に迅速診断や培養検査により否定すべきである．この2つの感染症では白苔を伴う扁桃炎を呈することが多く，これは川崎病にはほとんどみられない（表1）．溶連菌については，白苔の他に軟口蓋から口蓋垂におよぶForschheimer's spots が鑑別に有用である．溶連菌の皮疹は淡紅色の細かい紅斑性丘疹から，猩紅熱の際にみられるびまん性紅斑が特徴である．アデノウイルスの結膜炎は眼分泌物が多く，ときに偽膜形成を生じ，川崎病の眼充血と異なる場合が多い．

　一方，迅速・培養検査が陽性であっても，常在菌や併発症の可能性を否定しきれない．さらに，感染症が川崎病の発症契機に関与する場合も多い．したがって，アデノウイルス，溶連菌などの検査が陽性であっても，その後の経過が典型的でなく，川崎病の主要症状を持続して呈する場合は，川崎病の疑いをもつべきである．新生児から乳児のパレコウイルス3型感染症は発熱，皮疹，菌血症様のバイタルサインを呈することがあり，乳児川崎病の鑑別疾患である．その他の感染症としては，極めてまれではあ

るがレプトスピラ，チフス・パラチフス，リケッチ
ア（日本紅斑熱，ツツガムシ病，ライム病），デング
熱などの感染症が川崎病との鑑別を要する．麻疹，
風疹，伝染性紅斑，突発性発疹などの感染症は，比
較的鑑別しやすい感染症である．

　川崎病の主要症状すべてがそろう感染症はまれで
あるが，エルシニア（*Yersinia pseudotuberculosis*）は
感染者の約1割が川崎病症状を呈し，川崎病の原因
としても知られている．治療は，川崎病に準じる．
本菌は急性間質性腎炎をきたすことも多い．年長児
の川崎病は頸部リンパ節腫脹と発熱を主とし，その
他の症状が乏しい場合も多く，頸部リンパ節炎と発
熱を主症状とする猫ひっかき病は鑑別疾患の1つで
ある．

　感染症に関連する皮疹や発熱も鑑別にあげる必要
がある．マイコプラズマは，多形浸出性紅斑やSte-
vens-Johnson症候群（Stevens-Johnson syndrome：
SJS）を呈することもある．SJSの皮疹の特徴は後述
を参照されたい．Toxic shock syndromeは，黄色ブ
ドウ球菌の外毒素であるtoxic shock syndrome
toxin 1（TSST-1）とよばれるスーパー抗原が，Tリ
ンパ球の異常活性化させ，その結果生じるサイトカ
インストームにより，高熱，皮疹，下痢，低血圧，
多臓器不全などを呈する症候群である．びまん性斑
状紅皮症を特徴とし，発症後1〜2週間に手掌や足底
に細かい落屑を生じる．診断はTSST-1を産生する
黄色ブドウ球菌の検出によるが，末梢血中にT細胞
レセプターVβ2陽性T細胞が増加することも診断
の補助になる．A群溶血性レンサ球菌（group A
Streptococcus：GAS）でもtoxic shock syndromeを
生じる．小児では外傷や火傷の創部からの感染が多
い．リウマチ熱は，溶連菌感染後に生じ，発熱，皮
疹，関節炎を特徴とするが，皮疹は移動性の輪状紅
斑であり，極めて特徴的である．

　薬剤過敏性症候群（drug-induced hypersensitivity
syndrome：DIHS）は，ヒトヘルペスウイルス6型，
サイトメガロウイルス，Epstein-Barr（EB）ウイル
スなどの再活性化を伴う．EBウイルス感染症にペ
ニシリン系の抗菌薬を使用すると，銅紅色の紅斑が
好発する．

▶鑑別すべき薬疹リウマチ性疾患

　緊急性が高い鑑別疾患として，SJS/中毒性表皮壊
死症（toxic epidermal necrolysis：TEN），DIHS，急
性汎発性発疹性膿疱症（acute generalized exan-
thematous pustulosis：AGEP）などの重症薬疹，
sJIAがあげられる．

　重症薬疹はしばしば川崎病と誤診される．SJS/
TENにおいては，水疱形成を伴う紅斑〜紫紅色斑，
粘膜のびらんを特徴とする．眼病変は眼脂に富み偽
膜形成，眼表面上皮（角膜上皮，結膜上皮）のびらん
（上皮欠損）を認める．口腔粘膜にもびらんを認め
る．DIHSの薬疹は，病初期は散在性の紅斑である
が，次第に増加し，皮疹は融合し紅斑には出血が混
じるため鮮紅色から紫紅色を呈する．AGEPは全身
性に急速に出現する多数の5mm大以下の小膿疱を
有する浮腫性紅斑あるいは小膿疱を有するびまん性
の紅斑を呈する．上記の皮疹の特徴を理解し，川崎
病では非典型的な皮疹と考えた際には，皮膚科医に
積極的に併診を依頼するべきである．小児のSJSは
マイコプラズマ感染やマクロライドの服用によるも
のが多く，DIESはヒトヘルペスウイルス6型，サ
イトメガロウイルス，EBウイルスなどの再活性化
を認める．また，DIESやAGEPは抗菌薬や抗てん
かん薬の服用に起因することが多い．先行感染や薬
剤の服用歴を詳細に聴取すべきである．

　sJIAは，発熱，関節炎に加え，リウマトイド疹，
全身性リンパ節腫脹，肝腫大または脾腫大，漿膜炎
などの症状を呈するが，発症時に川崎病と誤診され
ることが多い[1]．川崎病も本症も，弛張熱であるが，
典型的なsJIAでは1日1回の高熱を認め，同時に
最低体温は平熱か微熱に下がる特徴的な熱型を示
す．発熱時にリウマトイド疹とよばれる軽度に隆起
したサーモンピンク色の皮疹を認め，解熱とともに
消退・減弱する．発熱に際し筋痛，咽頭痛，大関節
を主とする関節痛を訴えることが多い．血液検査で
は白血球，CRPの増加を認め川崎病に類似するが，
血清フェリチンの上昇が鑑別に有用である[2]．保険
外検査ではあるが，急性期に血清インターロイキン
（interleukin：IL）-18の著増を認め，診断における
価値が高い[3]．sJIAにはマクロファージ活性化症候
群を合併することがあり，ときに致死的な経過を取

るため，早期の確定診断は重要である．治療抵抗性，短期間に再発を繰り返す，関節炎が遷延する川崎病においては，本症も疑うべきである．また，川崎病の治療としてステロイドを併用している患者においては，本症の鑑別が困難となる場合や診断が遅れる場合もあり注意すべきである．

▶ 文献

1) Dong S, et al.：Diagnosis of systemic-onset juvenile idiopathic arthritis after treatment for presumed Kawasaki disease. J Pediatr 2015；166：1283-1288
2) Mizuta M, et al.：Serum ferritin levels as a useful diagnostic marker for the distinction of systemic juvenile idiopathic arthritis and Kawasaki disease. Mod Rheumatol 2016；26：929-932
3) Takahara T, et al.：Serum IL-18 as a potential specific marker for differentiating systemic juvenile idiopathic arthritis from incomplete Kawasaki disease. Rheumatol Int 2015；35：81-84

〔伊藤秀一〕

鑑別すべき冠動脈病変・心病変

　川崎病は臨床症状に基づく症候群であり，他の疾患の除外が重要である．そのため初診時や経過中の再評価時に，川崎病以外の冠動脈病変を併発していないかに注意する必要がある．一般人口において，冠動脈瘤ないし冠動脈拡大の発生率と病因は年齢により異なるが，欧米の成人を主とする冠動脈造影，剖検例の報告では，1.4～5.3％の発生率と報告され，動脈硬化性50％，先天性30％，炎症性15％（高安病，全身性ループスエリテマトーデスなど），遺伝性結合組織病（Marfan 症候群，Ehlers-Danlos 症候群）などが報告されている[1,2]．

　乳幼児の川崎病の実臨床における冠動脈瘤，冠動脈拡大の評価において左冠動脈肺動脈起始症（Bland-Garland-White（BWG）症候群）や冠動脈瘻といった先天性心疾患との鑑別が重要である．

　BWG 症候群は，左冠動脈が肺動脈から起始する疾患で，主に生後2か月以降に重度の心不全症状で発症する乳児型と，無症状で心電図異常，レントゲン上心拡大で学童期，成人期に発見される成人型がある．心臓超音波検査で左冠動脈の肺動脈起始を認めることは約半数程度であり，右冠動脈の拡大，乳頭筋不全による僧帽弁逆流が認められる．左主幹部の逆行性血流，肺動脈内異常シグナルが診断の参考になる．

　先天性冠動脈瘻では，冠動脈径が種々であり，表在冠動脈の近位部3分の1から起始する近位部型とそれ以外の遠位部型がある．前者は瘻孔の近位部表在冠動脈と冠動脈瘻が拡大するが，冠動脈瘻から栄養血管が起始せず，瘻孔の遠位部表在冠動脈は拡大しないことが特徴である．遠位部型は，瘻孔の近位部表在冠動脈は拡大し，栄養血管が起始する[3]．

　これら，BWG 症候群，先天性冠動脈瘻を疑った場合には，小児循環器医にコンサルトすることが望まれる．その他に，まれには Noonan 症候群，Williams 症候群，Ehlers-Danlos 症候群，Marfan 症候群など全身性の症候群，わが国でまれな鎌状赤血球症でも冠動脈拡大を認めるため，全身的な観察も重要である[4~6]．

▶ 文献

1) Devabhaktuni S, et al.：Curr Cardiol Rev 2016；12：318-323
2) Dahhan A：Cardiovasc Ther 2015；33：79-88
3) Gowda ST, et al.：Am J Cardiol 2011；107：302-308
4) Calcagni G, et al.：Am J Med Genet A 2016；170：665-669
5) Ergul Y, et al.：Cardiol J 2012；19：301-308
6) Nicholson GT, et al.：J Pediatr 2011；159：789-794

〔三谷義英〕

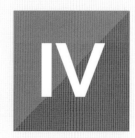

IV

検査のポイント

1 心臓超音波検査

冠動脈

▶冠動脈の走行と名称

心臓超音波検査による正常冠動脈の模式図を示す（図1）.

1. 右冠動脈

右冠動脈は大動脈側から近位部（セグメント番号1：#1），中間部（#2）と遠位部（#3）の3セグメントがある. さらに右冠動脈後下行枝に続くが，これは小児では径が細く心臓超音波検査では観察困難である. 右冠動脈からの枝として，円錐枝，右室枝が観察できることがある. 右冠動脈中間部と遠位部の移行領域を鋭縁部という.

2. 左冠動脈

左冠動脈は大動脈から左冠動脈主幹部（#5）が起始し，左冠動脈前下行枝と左冠動脈回旋枝の2つに分岐する. 分岐する領域を分岐部とよぶこともある.

前下行枝は近位部（#6），中間部（#7）と遠位部（#8）の3セグメントがある. 前下行枝からの枝として，第1対角枝，中隔枝，第2対角枝がある.

回旋枝は近位部（#11）と遠位部（#13）の2セグメントがあるが，遠位部は心臓超音波検査では観察困難な領域である. 幸いにして川崎病ではこの領域には冠動脈瘤はあまり発生しないといわれているが，冠動脈瘤が疑わしい場合は，CT，MRI，血管造影などその他の検査方法がよい. 回旋枝からの枝として鈍角枝がある.

ちなみに冠動脈の正常解剖と異なる先天性冠動脈異常の発生率は1.3%程度存在する[1]. 先天性冠動脈異常が疑われる場合は，小児循環器医に相談することが望ましい.

▶川崎病冠動脈瘤の好発部位

川崎病による冠動脈瘤の形成されやすい部位は，冠動脈の分岐部に多い. 右冠動脈では近位部の円錐

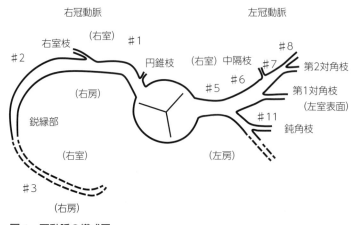

図1　冠動脈の模式図

枝分岐部，右室枝の分枝部，鋭縁部，後下行枝分枝部，左冠動脈では，左冠動脈主幹部，前下行枝と回旋枝の分枝部，第1対角枝の分岐部，第2対角枝の分岐部である．好発部位以外の領域には，冠動脈瘤は単独では形成されない．また，大動脈からの冠動脈起始部にも川崎病による冠動脈瘤は形成されない．

▶冠動脈の描出方法

日本川崎病学会では小児冠動脈超音波検査の標準的技法を推奨している[2]．以下にその概要を示す．冠動脈の描出方法は必ずしも一律ではなく，患者によってはエコーウインドウや心臓の位置や回転も異なり，また各施設での手技も異なる．患者ごとに冠

動脈が観察しやすい方法を工夫して冠動脈の全領域を観察するように努力する．

1. 右冠動脈近位部(#1)と中間部(#2)

大動脈基部短軸断面にて右冠動脈は10〜11時の位置から起始し，近位部は右室枝を分枝して中間部に移行する(図2)[3]．右冠動脈中間部が十分に観察できない場合は，患者を右下側臥位にし，心臓の位置を右胸郭方向に移動させる(図3)[3]．プローブを胸骨の右縁上部に移動させると，プローブの直下に心周期に従い大きく上下する右冠動脈が観察できる(図4)[3]．

2. 右冠動脈遠位部(#3)

右冠動脈遠位部は，心臓下面の房室間溝を走行す

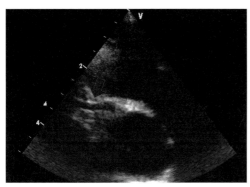

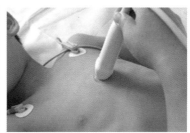

基本view

図2 右冠動脈近位部
胸骨左縁第3肋間から大動脈起始部短軸断面を描出すると，10〜11時の位置より前方へ短く走行する右冠動脈の右冠動脈近位部(segment 1)が観察できる．右冠動脈近位部を観察する際には，三尖弁の弁輪と間違えないように注意が必要である．
〔日本川崎病学会小児冠動脈内径標準値作成小委員会（監・編）：あなたもできる！小児冠動脈超音波検査〕

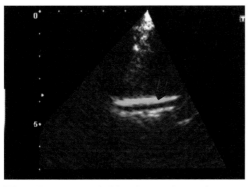

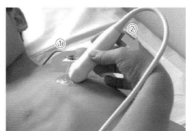

① プローブを寝かせる
② 右肩の方向にプローブを回転させる

図3 右冠動脈中間部(胸骨左縁アプローチ)
右冠動脈は右方に屈曲し，房室間溝に沿って走行する．胸骨左縁第3肋間および胸骨右縁第4肋間からの房室間溝短軸断面から三尖弁を目印にしてプローブをやや上前方にむけると右冠動脈中間部(segment 2)が観察できる．
〔日本川崎病学会小児冠動脈内径標準値作成小委員会（監・編）：あなたもできる！小児冠動脈超音波検査〕

る．傍胸骨四腔断面像からプローブを倒して，心臓下面をスキャンすると遠位部は直線状に描出される[2,4~8]（図5）[3]．

3．左冠動脈主幹部（#5），左冠動脈前下行枝（#6，#7）

胸骨の左縁の上3分の1から大動脈基部短軸断面で左冠動脈主幹部が観察できる（図6）[3]．プローブをやや頭側に向けると肺動脈や右室内腔を通じて，前下行枝が観察される（図7，8）[3]．前下行枝の左側に第1対角枝と第2対角枝が左室表面に分岐する．

4．左冠動脈回旋枝近位部（#11）

胸骨左縁の中3分の1や剣状突起下から，あるいは心尖部四腔断面から左房と左室の間の房室間溝（僧帽弁輪の外側前面）に走行する回旋枝近位部を観察する（図9）[3]．

▶冠動脈描出・計測における注意点

心臓病変を最初に評価する方法としての心臓超音波検査は，非侵襲的であり，特に近位部の冠動脈病変の検出率は感度，特異度ともに高く，冠動脈病変の診断に有用である．

患者が不機嫌であったり協力がえられない場合には，鎮静下での検査により正確性が増すため，鎮静下での実施を考慮する．体位は仰臥位や座位にても冠動脈は観察可能な場合が多いが，左冠動脈領域が観察しにくい場合は左下側臥位，右冠動脈領域が観察し

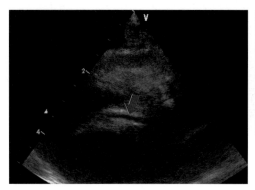

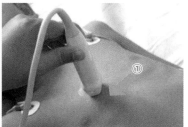

① 短軸像をだし，プローブを左像→右像に平行移動させる

図4 右冠動脈中間部（胸骨右縁アプローチ）
胸骨右縁第3肋間から通常の短軸像を描出するような角度でプローブをあてると単触子のすぐ近くに右冠動脈中間部（segment 2）が描出される．右冠動脈の走行を意識してプローブを右下方向に動かすとさらに遠位部がみえてくる．肺がかぶってしまい観察できない場合は被検者を右側臥位にすると観察しやすい．
〔日本川崎病学会小児冠動脈内径標準値作成小委員会（監・編）：あなたもできる！小児冠動脈超音波検査〕

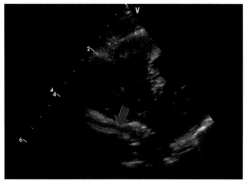

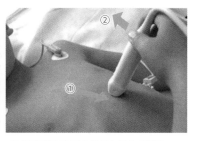

① 四腔断面を出させるために肋間を下げる
② プローブを立てる

図5 右冠動脈遠位部
胸骨左縁第4肋間からの四腔断面よりプローブを下方に向ける（体に垂直に立てる）と房室間溝に右冠動脈遠位部（segment 3）が観察できる．
〔日本川崎病学会小児冠動脈内径標準値作成小委員会（監・編）：あなたもできる！小児冠動脈超音波検査〕

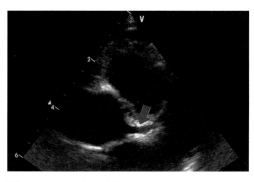
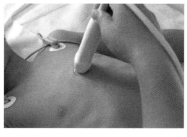

基本view

図6　左冠動脈（主幹部）

胸骨左縁第3肋間から大動脈起始部短軸断面を描出すると左冠動脈主幹部（segment 5），左前下行枝近位部（segment 6）が観察できる.
〔日本川崎病学会小児冠動脈内径標準値作成小委員会（監・編）：あなたもできる！小児冠動脈超音波検査〕

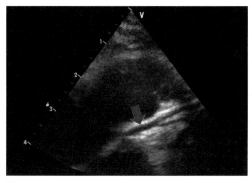
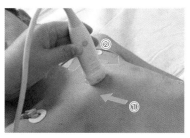

① 肋間を上げる
② プローブを時計方向に回転させる

図7　左冠動脈（左前下行枝中間部）

プローブを基本viewから頭側に移動して時計方向に若干回転させると前下行枝（segment 7）が観察される.
〔日本川崎病学会小児冠動脈内径標準値作成小委員会（監・編）：あなたもできる！小児冠動脈超音波検査〕

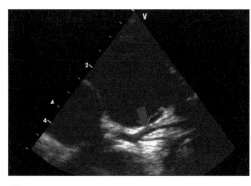
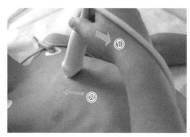

① プローブを少し寝かせる
　　and／or
② 肋間を上げる

図8　左冠動脈（左前下行枝近位部）

左前下行枝近位部（segment 6）は，プローブをやや頭側に向けるか，頭側に移動させて肋間をあげると描出しやすくなる場合もある.
〔日本川崎病学会小児冠動脈内径標準値作成小委員会（監・編）：あなたもできる！小児冠動脈超音波検査〕

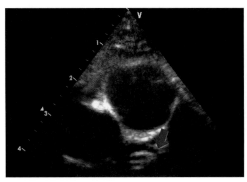
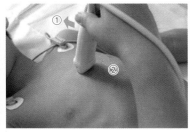

① プローブを少し立てる
② プローブを少し時計方向に回転させる

図9　左冠動脈（回旋枝）
胸骨左縁第三肋間から僧帽弁を観察するようにプローブを時計方向に回転させると左房室間溝を後方に向かう左冠動脈回旋枝（segment 11）が観察できる.
〔日本川崎病学会小児冠動脈内径標準値作成小委員会（監・編）：あなたもできる！小児冠動脈超音波検査〕

にくい場合は右下側臥位にすると観察しやすくなる.

　プローブは，できるだけ高い周波数のものを選択する. 特に乳幼児では中心周波数が5 MHz以上を選択する. モニター画面は2倍程度に拡大する. ゲインはできるだけ下げると冠動脈が明瞭化しやすい. ゲインを大きくしすぎると，超音波検査の"すそひき"が大きくなり，冠動脈径を過少評価することになる. 適切にゲインを調整して，すそひきが少ない状態で計測することが重要である. 冠動脈径は内側縁から内側縁までを計測する.

▶ 心臓超音波検査による冠動脈内径の正常値

　日本川崎病学会では3,851人の健康小児の冠動脈内径の計測値を集積し，理論的にも精緻な日本人の小児冠動脈内径Zスコア曲線（男女別）を作成した[9].

　Zスコア計算方式は複数の国から数種類発表されており，それぞれ異なるZスコアが算出される. 冠動脈径が大きくなるとZスコアの誤差は大きくなるため，Zスコアは1つの計算方式を使用すべきである[10]. Zスコア作成における理論的背景下から，Zスコアは−3〜＋3程度の範囲における誤差は小さく，Zスコア＋5以上においては誤差が大きくなる. 一見拡大かどうか迷うようなケースにこそZスコアは利用価値があり，拡大か拡大していないかの微妙な判定に有用である（**図10**）[9].

▶ 心臓超音波検査による冠動脈瘤の分類と重症度分類

　日本循環器病学会の急性期冠動脈瘤の分類（2003年，2008年，2013年）では下記の定義が用いられている.

①小動脈瘤または拡大：内径4 mm以下の局所性拡大所見を有するもの（年長児（5歳以上）で周辺冠動脈内径の1.5倍未満のもの）.

②中等瘤：4 mm＜内径＜8 mm（年長児（5歳以上）で周辺冠動脈内径の1.5〜4倍のもの）.

③巨大瘤：内径8 mm以上（年長児（5歳以上）で周辺冠動脈内径の4倍を超えるもの）[11〜13].

　この分類はシンプルでわかりやすく長年使用されてきたが，患者の体格を考慮していないこともあり，冠動脈病変を過少評価しているのではないかとの批判があった[14].

　北米では，2004年のAmerican Heart Association（AHA）のガイドライン[7]の発刊以降，冠動脈径Zスコアによる評価が推奨されている. 体表面積で補正した冠動脈径のZスコアを使用することにより，冠動脈径の計測値を標準化して比較検討できることが大きな利点である[15]. 冠動脈径Zスコアを利用すると不全型川崎病の診断に有用であること，冠動脈瘤の分類を正確に行うことができるため冠動脈瘤の管理や予後の推測に役立つことが報告されている[16].

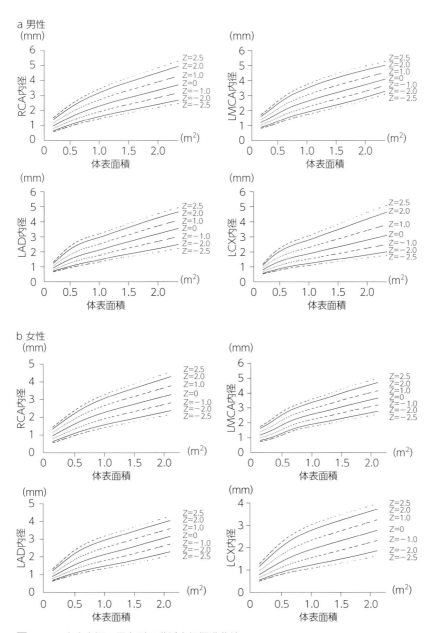

図10　日本人小児の男女別冠動脈内径標準曲線

RCA：右冠動脈(right coronary artery)，LAD：左冠動脈前下行枝(left anterior descending artery)，LMCA：左冠動脈主幹部(left main coronary trunk artery)，LCX：左冠動脈回旋枝(left circumflex artery)．

〔Kobayashi T, et al. : J Am Soc Echocardiogr 2016：29：794-801〕

▶改訂6版における冠動脈病変の定義

2017年に改訂されたAHAガイドラインでは，冠動脈径Zスコアと絶対値を用いた冠動脈瘤の分類が提唱されている(**表1**)[4]．

理論上，Zスコアを用いた分類をわが国においても適用すべきと考えられる．しかし，昨今のZスコアの使用状況を踏まえると急激な定義の変更は現場の混乱を招くことが懸念されるため，診断の手引き改訂6版においてはZスコアと絶対値を併用した定義を提唱した(**表2**)．

表1 AHAガイドラインのZスコア classification

1. No involvement：Always＜2
2. Dilation only：2 to＜2.5；or if initially＜2, a decrease in Z score during follow-up≧1
3. Small aneurysm：≧2.5 to＜5
4. Medium aneurysm：≧5 to＜10, and absolute dimension＜8 mm
5. Large or giant aneurysm：≧10, or absolute dimension≧8 mm

〔McCrindle BW, et al.：Circulation 2017；135：e927-e999 より改変〕

表2 冠動脈病変の定義（診断の手引き改訂6版）

・内径のZスコア＋2.5以上
・または実測値で5歳未満3.0 mm以上，5歳以上4.0 mm以上

基本的にはZスコアによる定義を優先とし，Zスコアの計算ができない施設においては実測値で評価することを許容する．

▶ 心臓超音波検査による冠動脈の評価の限界

遠位部の冠動脈瘤，冠動脈狭窄や冠動脈内血栓は心臓超音波検査によっても観察可能だが，技術的な習熟が必要であり一般小児科医が判断することは困難である．また，古い超音波検査装置は新しい装置

に比べ画像の解像度が劣るため，体格の大きい患者や，肥満患者では心臓超音波検査自体が観察しにくい．心臓超音波検査で冠動脈が十分に評価できない場合は，冠動脈造影，冠動脈CT，冠動脈MRIなど，その他の検査方法を考慮する[4]．

➤ 文献

1) Yamanaka O, et al.：Cathet Cardiovasc Diagn 1990；21：28-40
2) 新垣義夫：川崎病による心血管障害の診断―心エコー図を中心に―．神谷哲郎（編著）：川崎病の診断と治療―心血管障害を中心に．日本臨牀社，1994：87-94
3) 日本川崎病学会小児冠動脈内径標準値作成小委員会（監・編）：あなたもできる！小児冠動脈超音波検査．〔http://raise.umin.jp/zsp/download/ZScore-guide.pdf〕
4) McCrindle BW, et al.：Circulation 2017；135：e927-e999
5) 一ノ瀬英世，他：J Cardiogr 1982；12：111-24
6) Adler AC, et al.：Echocardiography 2016；33：1245-1250
7) Newburger JW, et al.：Circulation 2004；110：2747-2771
8) Conwell JA：Kawasaki disease：Echocardiographic assessment. Echocardiography in Congenital Heart disease. Lewin MB, et al.（eds）Sounders, Elsevier, 2012；199-205
9) Kobayashi T, et al.：J Am Soc Echocardiogr 2016；29：794-801
10) Ronai C, et al.：J Am Soc Echocardiogr 2016；29：150-157
11) 原田研介，他：Circ J 2003；67（Suppl IV）：1111-1152
12) 小川俊一，他：Circ J 1-54
13) 小川俊一，他：Circ J 2014；78：2521-2562
14) de Zorzi A, et al.：J Pediatr 1998；133：254-258
15) Ogata S, et al.：Int J Cardiol 2013；168：3825-3828
16) Manlhiot C, et al.：Pediatr Cardiol 2010；31：242-249

〔布施茂登〕

Column　末梢動脈瘤

全身の系統的血管炎である川崎病では冠動脈以外にも動脈瘤を生じることはよく知られている．腋窩動脈瘤や腸骨動脈瘤の頻度が高く，末梢動脈瘤の70～80%を占めている．この他，鎖骨下動脈，腎動脈，内胸動脈，腸間膜動脈，上腕動脈，また胆嚢動脈，肝動脈にも動脈瘤を形成する．左右差はなく分岐付近での形成が多い．川崎病は中小動脈炎であるが大動脈の拡大（胸部，腹部）を認めた症例も報告されている．脳血管について報告は少なく，剖検症例の検討では脳血管病変は軽度であり，動脈瘤の形成を認めていない．

表在の動脈瘤は拍動を触れる瘤として触知し，雑音を聴取する．巨大冠動脈瘤の症例や乳児で合併が多く，中等瘤以上を有する症例で特に乳児では全身の動

脈瘤の観察及び評価が推奨される．

末梢動脈瘤の病理は，冠動脈病変のそれと同様で血栓閉塞や狭窄の自然歴も同様と考えられている．しかしこれらの病変が冠動脈病変のような重篤な合併症を引き起こすことは比較的まれである．総腸骨動脈瘤では閉塞がしばしばみられるが側副血行路の発達があるため小児期には無症状であることが多い．しかし，切断を必要とする末梢（手指，足趾）の壊疽に至った小児例の報告は散見される．また成人期以降の経過については報告が少なく十分な検討がなされていない．成人期に症状を有した腋窩動脈瘤の症例が報告されている．

〔濱田洋通〕

冠動脈以外

　川崎病は汎血管炎をきたすため，冠動脈病変以外にもさまざまな心血管系の異常をきたす．これらの異常所見は不全型川崎病の診断において特に重要である．American Heart Association（AHA）の改訂診断基準では，冠動脈の軽度の拡大（＋2～2.5 SD）に加えて，左室機能の低下，僧帽弁閉鎖不全，心膜液貯留の4つのうち3つ以上あれば免疫グロブリン静注（intravenous immunoglobulin：IVIG）療法を行うことが推奨されており[1]，「川崎病診断の手引き改訂6版」でも参考条項として，主要症状が4つ以下でも，類似の所見があるときは川崎病が疑われる検査結果として取りあげられている．

　病理学的な心筋炎は，ほとんどの例で起こり，冠動脈炎よりも前の病初期に起きると報告されている[2]．実際，アメリカの研究では，年齢や性別を加味した左室内径短縮率でみてみると，川崎病診断時（中央値6病日）に20%の例で−2 SDを超える低下を示しており，これは後の冠動脈病変合併に相関するとされる[3]．左室収縮力の低下はIVIG療法によく反応し時間とともに軽快する．わが国では明らかに左室駆出率が低下した臨床的心筋炎の報告は非常にまれである[4]が，欧米や中国からは左室機能不全から低血圧を呈す「川崎病ショック症候群」が数%の症例で報告されている[5]．

　僧帽弁閉鎖不全は，急性期に約4分の1の症例で認められる[3,6]．軽症から中等症であり，重症はまれである．これもIVIG療法によく反応し時間とともに軽快する．これと同様に大動脈基部拡大が10%の症例に認められ，大動脈基部拡大に起因する大動脈弁閉鎖不全も認められるが，治療により軽快する．

　心膜液貯留も，汎血管炎を反映して認められ，僧帽弁閉鎖不全と同時期に同様の頻度で認められる所見である．冠動脈病変の発生と相関するが，これも治療により軽快する．心膜穿刺を必要とするような心タンポナーデをきたす症例はほとんどない[6]．

　これらの冠動脈以外の所見は，いずれも非特異的な所見であり，その他の有熱性疾患と比較検討した研究はなく，単独では診断の助けとはなりえないことに注意が必要である．

▶ 文献

1) McCrindle BW, et al.：Circulation 2017；135：e927-e999
2) Yutani C, et al.：Arch Pathol Lab Med 1981；105：470-473
3) Printz BF, et al.：J Am Coll Cardiol 2011；57：86-92
4) Yoshikawa H, et al.：Circ J 2006；70：202-205
5) Taddio A, et al.：Clin Rheumatol 2017；36：223-228
6) Gidding SS, et al.：Am J Cardiol 1987；60：76-79

〔須田憲治〕

2 | 血液検査

血算

「川崎病診断の手引き改訂6版」[1]では，参考条項に複数の血液検査結果が不全型川崎病の診断や重症度の参考になることが記載されている．

▶ 白血球

急性期には好中球増多を伴う白血球増多を認めることが多い．白血球数は，30,000/μL以上となる症例が全体の約5%で，15,000/μL以上を示す症例が全体の約50%を占める一方，白血球減少はまれである．急性期の心障害および心後遺症を認める症例は，初診時の白血球数が多い傾向を認める他，これらの症例では免疫グロブリン静注（intravenous immunoglobulin：IVIG）療法に抵抗性を示すことが多い[2]．また，心後遺症を認める症例では，心後遺症のない症例と比較して亜急性期の白血球数が多い[3]．

血液像では幼若好中球，成熟好中球がともに増加し，好中球には中毒顆粒やDöhle小体を認める[4,5]．川崎病診断時に好中球%が高い症例はIVIG不応，冠動脈病変合併の予測因子である[6]ため注意が必要である．改訂6版においては核の左方移動を伴う白血球増多はIVIG不応に強く関連するとされ，不応例予測スコアを参考にすることが望ましいとされている．

川崎病急性期の単核球の絶対数は変化しないが，CD14陽性単球/マクロファージが増加する．その他，CD19陽性Bリンパ球は増加しているが，Tリンパ球の大部分を占めるCD4陽性Tリンパ球とCD8陽性Tリンパ球は減少し，CD16$^+$CD56$^+$NK細胞数も減少する[7,8]．なお，リンパ球数と好酸球数は，IVIG療法後の回復期に最多となる[3]．

▶ 赤血球

赤血球，ヘモグロビンおよびヘマトクリットは，病初期より軽度の低下が認められる症例が多いが，輸血を要するような重篤な貧血はまれである．溶血性貧血がIVIG療法に伴って起こることがあるため注意が必要である．貧血は通常，正球性正色素性貧血であり，特に急性期の炎症が長引くと貧血の程度も強くなるが，通常溶血や網赤血球の増加は伴わない．初診時のヘモグロビンは低年齢ほど11 g/dL以下の集団が多く，年齢が高くなるにつれて12 g/dL以上の占める割合が高くなる傾向にあった[9]．ただし，ヘモグロビンの低下とMCH，MCVとは関連が認められない[10]．貧血の進行は冠動脈病変の危険因子であることも報告されている．

▶ 血小板

急性期の血小板数は正常範囲内または低下することが多い．血小板数30万/μL以下の患者はIVIG不応リスクが高いため，初期治療強化療法を考慮べきと「川崎病急性期治療のガイドライン」[11]では定義されている．同様に，改訂6版においても血小板数低値はIVIG不応に強く関連するとされ，不応例予測スコア[6]を参考にすることが望ましいとされている．また，回復期に血小板が増多することも特徴的であり，不全型川崎病診断の手がかりとなりえる．ただし，発症後第1週から血小板増多を示す症例はまれで，通常は第2週および第3週でpeakを迎え，発症後4〜8週で次第に正常化するため急性期の不全型川崎病診断においては血小板増加は有用な検査

所見ではないことに注意が必要である．peak 時の平均値は約 70 万/μL であると報告されている[3]．

➤ 文献

1) 日本川崎病学会：川崎病診断の手引き改訂 6 版 [http://www.jskd.jp/info/pdf/tebiki201906.pdf]
2) 山下眞穂，他：小児診療 2015；78；1837-1840
3) McCrindle BW, et al.：Circulation 2017；135；e927-e999
4) Takeshita S, et al.：Acta Paediatr Jpn 1990；32；508-514
5) 德富智明，他：小児臨床 2003；56；1751-1755
6) Kobayashi T, et al.：Circulation 2006；113；2606-2612
7) Furukawa S, et al.：Clin Immunol Immunopathol 1988；
48：247-251
8) Furukawa S, et al.：Arch Dis Child 1992；67；706-708
9) 厚生科学研究費補助金による子ども家庭総合研究事業川崎病のサーベイランスとその治療法に関する研究班（2000 年度）川崎病の発生実態および長期予後に関する疫学的研究班（2001 年度）：小児診療，2002；65；332-342
10) 上村 茂，他：Prog Med 1996；16；1829-1835
11) 日本小児循環器学会学術委員会川崎病急性期治療のガイドライン作成委員会：川崎病急性期治療のガイドライン平成 24 年改訂版． [http://minds4.jcqhc.or.jp/minds/kawasaki/kawasakiguideline2012.pdf]

〔川村陽一〕

血清・生化学

▶ CRP 値

CRP の増加は，主として腫瘍壊死因子(tumor necrosis factor：TNF)-α やインターロイキン(interleukin：IL)-6 などのサイトカインによる肝細胞での産生能亢進による．CRP は病初期より高値を呈し，臨床症状の改善に伴い急速に低下する．CRP 10 mg/dL 以下は免疫グロブリン静注(intravenous immunoglobulin：IVIG)不応例予測において独立した危険因子であるため[1]，「川崎病診断の手引き改訂 6 版」においては IVIG 不応に強く関連するとされ，IVIG 不応例予測スコアを参考にすることが望ましいと記載されている．過去の川崎病全国調査結果においても，CRP が高いほど冠動脈病変の頻度が上昇したことが報告されている[2]．

▶ 血清総蛋白，アルブミン

血清総蛋白は病初期よりほとんどが正常ないしは軽度低下し，IVIG により増加する．一方，血清アルブミンは，血管炎に伴う血管透過性亢進による血管外への漏出，肝臓での蛋白合成能低下などにより低下する．低アルブミン血症は，IVIG 不応に関連していることから[3]，改訂 6 版において IVIG 不応例予測スコアを参考にすることが望ましいとされている．

▶ 血清 AST，ALT，ビリルビン

血清トランスアミナーゼは病初期に AST，ALT ともに 50 IU/L 以上を示す症例が多く，軽度上昇(AST，ALT ともに 100 IU/L 未満)から中等度(い

ずれかが 100〜500 IU/L)に上昇する患者は 30% 程度認める[4]．ただし，500 IU/L を超える症例はまれであり，多くは 2〜3 週で正常化する．改訂 6 版においては，病初期のトランスアミナーゼの上昇が不全型川崎病の診断に有用であることが示されている．また，AST/ALT 上昇が IVIG 不応に関連しており，複数の IVIG 不応例予測スコア[1,5,6]に用いられている．直接ビリルビン，γ-GTP の上昇が認められることがある．直接ビリルビンの増加は，胆嚢腫大やサイトカインによる肝細胞における胆汁酸の取り込み障害や，細胆管への分泌障害のためと考えられている[7]．高ビリルビン血症(黄疸)は IVIG 不応に強く関連するため，IVIG 不応例予測スコアを参考にすることが望ましいと改訂 6 版に記載されている．

▶ 血清ナトリウム値

急性期に血清ナトリウムは低値を示す患者が多い．全国調査に報告された川崎病患者 13,569 人の血清ナトリウム値(初診時)の範囲は 119〜153 mEq/L であり，平均値 135±3 mEq/L，中央値 135 mEq/L であった[8]．IVIG 不応例や冠動脈病変合併例においては血清ナトリウム値の低下を認めるため[1,9,10]，改訂 6 版においては IVIG 不応に強く関連するため，IVIG 不応例予測スコアを参考にすることが望ましいとされる．

➤ 文献

1) Kobayashi T, et al.：Circulation 2006；113；2606-2612
2) Koyanagi H, et al.：Acta Paediatr 1997；86；613-619

3) Kuo HC, et al.：Acta Paediatr 2010；99：1578-1583
4) 川崎富作(総監修)：川崎病の基本．協和企画，2015：31-38
5) Egami K, et al.：J Pediatr 2006；149：237-240
6) Sano T, et al.：Eur J Pediatr 2007；166：131-137
7) 小川俊一：日本臨牀 2008；66：315-320

8) Muta H, et al.：Pediatr Cardiol 2005；26：404-407
9) Watanabe T, et al.：Pediatr Nephrol 2006；21：778-781
10) Nakamura Y, et al.：Pediatr Int 2004；46：33-38
〔池田和幸〕

バイオマーカー（サイトカイン）

川崎病では血清中腫瘍壊死因子(tumor necrosis factor：TNF)-α が高値を示し[1]，その産生亢進を反映して尿中 TNF-α インヒビター上昇および可溶性腫瘍壊死因子レセプター(soluble tumor necrosis factor receptor：sTNF-R)が高値を示す[2]．インターロイキン(interleukin：IL)-2はTリンパ球の活性化や分化に関するサイトカインで，TNF-α と同様に血中での半減期が短く血清中は捉えられない．IL-2産生亢進によって増加する可溶性 IL-2 レセプター(soluble interleukin-2 receptor：sIL-2R)がIL-2産生を反映して高値を示す[3]．ただし IL-2 レセプターは単球にも発現しており，単球の活性化も影響する．さらに，sIL-2R の正常値は，小児は成人より高値で，2歳未満は2歳以上と比較し高いので年齢を考慮する必要がある．インターフェロン(interferon：IFN)-γ は重症例でのみ高値を示す[3]．IL-6は CRP や最大血小板数と正の相関がみられ，IL-6が肝細胞での急性期総蛋白産生や，血小板増加作用を有することを反映している[4]．抗炎症作用がある IL-10 も炎症を反映して高値を示し，川崎病の炎症が自然治癒することと関連している[5]．川崎病では血清中に多くの炎症性サイトカインが上昇するが，トランスフォーミング増殖因子(transforming growth factor：TGF)-β(潜在型)は急性期に低下する[6]．TGF-β は筋線維芽細胞で産生され組織で血管炎のリモデリングに関与する．

冠動脈病変合併例は，非合併例と比較し，IL-6，IL-8，IL-10，IL-17，TNF-α，sTNF-R1,2，sIL-2R，G-CSF，MCP(monocyte chemoattractantprotein)-1 が高値を示し，冠動脈病変合併に炎症性サイトカインが関与していることが報告されている[3,7,8]．川崎病急性期には心膜炎により心膜液貯留がときにみられる．心膜液貯留例では，心膜液貯留のない例と比較して血小板増加とアルブミン低下が著明で，sTNF-R がより高値を示す[9]．

発熱と発疹がみられ，ときに診断に苦慮する全身型若年性特発性関節炎(systemic juvenile idiopathic arthritis：sJIA)，特にマクロファージ活性化症候群合併例では川崎病と同様に多くの炎症性サイトカインが上昇するが，IL-18 が鑑別診断として重要である．sJIA では IL-18 の上昇がみられるが川崎病ではみられない[10]．麻疹では IL-6 と sIL-2R が上昇するが，TNF-α は上昇しない[4]．また，逆に IgA 血管炎では TNF-α のみ上昇がみられる．

➤ 文献

1) Furukawa S, et al.：Clin Immunol Immunopathol 1988；48：247-251
2) Furukawa S, et al.：J Pediatr 1994；124：721-275
3) Matsubara T, et al.：Clin Immunol Immunopathol 1990；56：29-36
4) Furukawa S, et al.：Eur J Pediatr 1992；151：44-47
5) Katayama K, et al.：Clin Exp Immunol 2000；121：566-570
6) Matsubara T, et al.：Scand J Rheumatol 1997；26：314-317
7) Matsubara T, et al.：Clin Exp Immunol 2005；141：381-387
8) 阿部 淳：日本臨牀 2014；72：1548-1553
9) Okada S, et al.：Scand J Rheumatol 2015；44：247-252
10) Takahara T, et al.：Rheumatol Int 2015；35：81-84
〔松原知代〕

バイオマーカー（サイトカイン以外）

急性期川崎病免疫応答システムの過剰反応が中心的な病態であり，サイトカイン以外にもさまざまな物質が変動し川崎病のバイオマーカーとして有用性が報告されている．

▶ 血管炎/血管障害マーカー

エンドセリン1は血管内皮作動性物質で急性期に高値を示す．冠動脈病変合併例において特に高値を

示すとの報告がある[1]. 血管内皮増殖因子(vascular endothelial growth facter：VEGF)は血管内皮細胞を増殖させる糖蛋白で血管新生の促進，血管透過性の亢進作用を有する．免疫グロブリン静注(intravenous immunoglobulin：IVIG)不応例で高値を示し，冠動脈Zスコアと相関するとの報告がある[2]. テネイシンC(tenascin C：TNC)は細胞外基質糖蛋白の一種で，急性期に高値を示した症例ではIVIG不応や冠動脈病変合併のリスクが高いことが報告されている[3]. ペントラキシン3(pentraxin 3：PTX3)はCRPと同じpentraxin familyに属する急性炎症性蛋白質で，血管局所の炎症刺激に応じて産生される． IVIG不応例予測に有用との報告がある[4,5]. 血管内皮細胞由来微小粒子は炎症により血管内皮細胞から分泌される微小粒子で急性期に高値を示し，冠動脈病変合併例で高値を示すとの報告がある[6].

▶ 心筋障害マーカー

B型脳性ナトリウム利尿ペプチド(brain natriuretic peptide：BNP)は川崎病患者の心機能(組織ドプラ法収縮期波)との負の相関関係にあるという報告がある[7]. 一方で，通常の心臓超音波検査(左室駆出率)では健常者と有意な差はなかったという報告もある[8]. BNPの前駆体であるNT pro BNPによる検討では冠動脈病変を予測できるとの報告がある との報告[9]や，川崎病の診断が可能であるとの報告[10]もある．

▶ 線溶系マーカー

Dダイマーは冠動脈病変を合併するIVIG不応例で高値を示すとの報告がある[11].

▶ 接着分子マーカー

細胞間接着分子(intracellular adhesion molecule：ICAM-1)は急性期に高値を示し，冠動脈病変合併例で特に高値を示すとの報告がある[12].

▶ その他

プロカルシトニン[13]，HMGB-1(high mobility group box 1)[14]，尿中8-isoprostane[15]，レジスチン[16]，好中球リンパ球比[17]，ロイシンリッチα2-グリコプロテイン1(leucine-rich α-2-glycoprotein 1：LRG1)[18]，真性多血症遺伝子1[19]，ITPKC(inositoltriphosphate 3-kinase C)[20]，カスパーゼ3(caspase-3：CASP3)[21]など数多くの報告がある．

▶ 文献

1) Ogawa S, et al.：J Cardiovasc Phamacol 1993；22：S364-S366
2) Ueno K, et al.：Br J Haematol 2010；148：285-292
3) Okuma Y, et al.：Circ J 2016；80：2376-2381
4) Katsube Y, et al.：J Am Coll Cardiol 2011；57：E2038
5) Ogihara Y, et al.：Pediatr Res 2014；76：287-293
6) Nakaoka H, et al.：Sci Rep 2018；8：1016
7) Takeuchi D, et al.：Circ J 2007；71：357-362
8) Kishimoto S, et al.：Pediatr Int 2011；53：736-741
9) Yoshimura K, et al.：J Pediatr 2013；162：1205-1209
10) Yu J, et al.：Clin Lab 2016；62：1903-1910
11) Imamura T, et al.：Eur J Pediatr 2005；164：526-527
12) Furukawa S, et al.：Arthritis Rheum 1992；35：672-677
13) Dominguez SR, et al.：J Pediatr Infect Dis Soc 2016；5：297-302
14) Eguchi T, et al.：Pediatr Infect Dis J 2009；28：339-341
15) Takatsuki S, et al.：Circ J 2009；73：1315-1318
16) Kemmotsu Y, et al.：Mod Rheumatol 2012；22：66-72
17) Cho HJ, et al.：Pediatr Int 2017；59：669-674
18) Kimura Y, et al.：Sci Rep 2017；7：43732
19) Abe J, et al.：J Allergy Clin Immunol 2008；122：1008-1013
20) Onouchi Y, et al.：Nat Genet 2008；40：35-42
21) Onouchi Y, et al.：Hum Mol Genet 2010；19：2898-2906

〔勝部康弘〕

3 | IVIG不応例予測スコア

川崎病の標準的治療として使用されている免疫グロブリン静注(intravenous immunoglobulin：IVIG)療法は，副作用が少なく高い解熱効果を有し，冠動脈病変形成リスクを下げることが大規模ランダム化比較試験や長年の臨床経験から証明されている．一方でIVIG療法で解熱しない，または再燃するIVIG不応例が冠動脈病変形成リスクが高い．このような重症川崎病患者に対し，より早期に強力な抗炎症治療を実施することによって結果として生じる冠動脈リモデリングを抑制する治療戦略を行うことが可能であれば，より効率的に冠動脈病変合併患者を減らすことが理論上可能となる．そのため，長年IVIG不応例を予測するモデルが求められてきた．

2006年以降，わが国から一般的な血液検査結果や患者背景から予測することが可能なIVIG不応例予測モデルが相次いで報告された．代表的な3つのモデルを表1[1~3)]に示す．

これら3リスクスコアは日本人急性期川崎病患者を対象とし，時間的空間的に異なった集団から，似通った方法論を用い作成されている．選択された変数は肝胆道系マーカー，CRP，血小板数，月齢，診断病日など多くの項目が重複していることは，相互にその再現性を証明していると解釈することも可能である．また，それぞれのモデルにおける感度・特異度・正診率はそれおぞれ80%前後であることから，臨床的に十分使用可能である．一方，川崎病の治療背景が異なる海外ではモデルの再現性はよくないことが複数の研究で明らかになっているため[4,5)]，3リスクスコアはわが国のみに適用可能であること

に注意が必要である．

表1　IVIG不応例予測スコア

群馬スコア(5点以上；感度76%，特異度80%)

	閾値	点数
血清Na	133 mmol/L 以下	2点
治療開始(診断)病日	第4病日以前	2点
AST	100 IU/L 以上	2点
好中球比率	80% 以上	2点
CRP	10 mg/dL 以上	1点
血小板数	$30.0 \times 10^4/mm^3$	1点
月齢	12か月以下	1点

久留米スコア(3点以上；感度78%，特異度76%)

	閾値	点数
ALT	80 IU/L 以上	2点
治療開始(診断)病日	第4病日以前	1点
CRP	8 mg/dL 以上	1点
血小板数	$30.0 \times 10^4/mm^3$以下	1点
月齢	6か月以下	1点

大阪スコア(2点以上；感度77%，特異度86%)

	閾値	点数
AST	200 IU/L 以上	1点
総ビリルビン	0.9 mg/dL 以上	1点
CRP	7 mg/dL 以上	1点

〔Kobayashi T, et al.：Circulation 2006；113：2606-2612/Egami K, et al.：J Pediatr 2006；149：237-240/Sano T, et al.：Eur J Pediatr 2007；166：131-137〕

▶ 文献

1) Kobayashi T, et al.：Circulation 2006；113：2606-2612
2) Egami K, et al.：J Pediatr 2006；149：237-240
3) Sano T, et al.：Eur J Pediatr 2007；166：131-137
4) Sleeper LA, et al.：J Pediatr 2011；158：831-835
5) Jakob A, et al.：Pediatr Infect Dis J 2018；37：850-855

〔小林　徹〕

4 | その他の検査所見

尿検査

尿中白血球増多の所見は1968年の山本らが，頻度8/23例（34.8%）[1]として最初に報告した．アメリカ（ハワイ州）のMelishらの報告では，白血球尿の頻度は10/16例（62.5%）で，白血球沈渣10〜100/HPF（clean-voided urine sediment），培養は全例無菌性であった．膿尿の4/10例に膀胱穿刺施行し，えられた尿はすべて白血球を認めず，膿尿の起源は尿道の炎症が考えられるとされた[2]．一方，白血球の由来についての前方視的研究[3]で，川崎病の白血球尿増多例の半数ではカテーテル尿でも白血球を認めたことから，腎・尿管由来の場合もあるという報告もある．白血球尿の頻度と程度は，135人の川崎病患者と87人の発熱患者の前方視的検討[4]では，膿尿の頻度（川崎病患者80%：発熱患者54%）および尿中白血球数ともに川崎病で有意に多かった．膿尿の存在は川崎病診断において特異的ではないものの，一般発熱疾患よりも膿尿の程度は強いといえる．無菌性かどうかという点について，210人の川崎病患者での後方視的コホート研究[5]において，62人で膿尿（29.5%）を認め，75人に尿培養を行ったが，無菌性34/75例（45.3%），細菌検出8/75例（10.7%），膿尿なしの尿路感染2/75例（2.7%），膿尿，感染ともなし31/75例（41.3%）であったことから膿尿は常に無菌性ではないとしている．膿尿あるいは白血球尿の頻度は諸家より30〜80%と幅があるものの多くみられ，特に1歳以下でより高頻度[6〜8]である．「川崎病診断の手引き改訂6版」においては，乳児の尿中白血球増加が不全型川崎病を疑う所見として取り上げられている．American Heart Association（AHA）2017でも，尿中白血球増加は川崎病診断の特異性には欠けるが重要な所見であると記載されている．ただし川崎病に細菌性尿路感染が合併することはありうるため，感染併発への注意や検索は必要である．

尿蛋白陽性の患者も比較的多く観察される．川崎の原著では，検尿された22/39例（56.4%）が蛋白陽性で，おそらく熱性蛋白尿であろう[9]と記載され，約20年後の記述でも，「病初期に軽度の蛋白尿と無菌性膿尿とをみる例がかなりあるが，かなりの部分は熱性蛋白尿と考えられる」[10]と述べられている．経過としては，入院時前後に軽度の蛋白尿を認めるが，急速に正常化する[11]とされる．しかし，出現頻度は，135人の川崎病と87人の発熱患者（尿路感染症以外）の比較で蛋白尿の頻度はそれぞれ33%と27%であり[4]蛋白尿の存在は川崎病の診断において特異性は低い所見と考えられる．β_2ミクログロブリンに代表される尿中低分子蛋白質やN-acetyl-β-glucosaminidaseなどの上昇と尿細管障害や臨床経過との関連が多々検討されているが，川崎病の診断に有用性は確立されていない．

➤ 文献

1) 山本高治郎，他：小児科臨床 1968；21：291-297
2) Melish ME, et al.：Am J Dis Child 1976；130：599-607
3) Watanabe T, et al.：Pediatr Nephrol 2007；22：987-991
4) Shike H, et al.：Pediatr Infect Dis J 2009；28：440-443
5) Jan SL, et al.：Pediatri Int 2010；52：113-117
6) Wirojanan J, et al.：Pediatr Nephrol 2004；19：363
7) Liu HC, et al.：ScientificWorld Journal 2012；2012：210382
8) Watanabe T：World J Clin Pediatr 2015；4：25-29
9) 川崎富作：アレルギー 1967；16：178-222
10) 川崎富作，他（編）：川崎病．南江堂，1988；134-137
11) 上村　茂：小児内科 2003；35：1521-1523

〔二瓶浩一〕

心電図

川崎病の急性期における心電図変化は特異的な所見の報告はないものの，これまでPQ延長，QTc延長，相対的低電位，相対的T波の平坦化，STの上昇や低下が報告されている[1~4]．ただし，これらにおいては，PQ延長などの定義が報告ごとに異なること，免疫グロブリン静注(intravenous immuno-globulin：IVIG)療法による治療がなされる前の報告で，急性期とされる期間，あるいは急性期の状態も現在とは異なる可能性があることに留意する必要がある．また，急性期における不整脈として，IVIG療法による治療が導入される前の報告では，上室期外収縮，心室期外収縮，発作性上室頻拍，心室頻拍，心房細動，WPW(Wolf-Parkinson-White)症候群，II度房室ブロック，III度房室ブロックなどが認められたとされている[5]．また，IVIG療法が治療に導入された以降も，急性期にWenckebach型II度房室ブロックや心室期外収縮，心室頻拍を一過性に認めた報告がある[6,7]．

こうした，一般的な12誘導心電図あるいは長時間記録心電図での所見の他に，川崎病急性期患者では，QT時間の最大と最小の差であるQT dispersionの増大や[8]，Tp-e/QTで示される心室再分極のばらつきが回復期に比べ急性期で増大が認められた[9]．また，加算平均心電図で遅延電位陽性を判定するパラメータであるRMS40，f-QRSd，LASの異常が急性期は亜急性期以降よりも頻度が高いことが報告されている[10]．

▶ 文献

1) 浅井利夫：日小児会誌 1976；80：60-67
2) Fujiwara H, et al.：Am Heart J 1978；96：744-750
3) Ichida F, et al.：Am Heart J 1988；116：812-819
4) Hiew TM, et al.：Singapore Med J 1992；33：262-767
5) 播磨良一，他：小児内科 1981；13：1043-1051
6) Haney I, et al.：Can J Cardiol 1995；11：931-933
7) Mahant S, et al.：Acta Paediatr 2006；95：628-629
8) Crystal MA, et al.：Can J Cardiol 2008；24：776-780
9) Fujino M, et al.：Pediatr Cardiol 2014；35：1268-1272
10) Kuramochi Y, et al.：Pediatr Int 2002；44：12-17

〔加藤太一〕

病理学的所見

▶ 系統的血管炎症候群としての川崎病の病理学的特徴

系統的血管炎としての川崎病血管炎の病理組織像の概要は，増田ら[1]，Naoeら[2]，Amanoら[3,4]，Hamashimaら[5]，そしてLandingら[6]により報告されている．いずれにおいても冠動脈がもっとも高頻度に侵襲されるが，その一方で血管炎は全身随所でさまざまな頻度で発生していることが示されている．わが国においてはNaoeら[2]が川崎病の血管病変は冠動脈などの中型筋型動脈の内膜および外膜からはじまるとしたのに対し，Amanoら[3,4]，Hamashimaら[5]は，血管炎は細小動静脈や毛細血管の小血管炎としてはじまり，冠動脈のような，より大型の動脈へ進展していくとしている．わが国の報告で一致しているのは，①川崎病血管炎の組織学的特徴は単球/マクロファージの著明な集積からなる増殖性炎症でありフィブリノイド壊死はまれであること，②

全身の血管炎は発症後速やかにはじまり，ただちに炎症のピークを迎えた後，徐々に消退し瘢痕治癒する一峰性の経過を示すことである．これに対し，Landingら[6]は，発症後2週間以内の急性期死亡例の約3分の1の動脈に血管炎瘢痕像が存在し，さらに，遠隔期症例の約半数に急性炎症像がみられたとしている．また，Orensteinら[7]は冠動脈のみの観察ながら長期にわたり継続する動脈炎の存在を指摘している．これら日米間における報告の差異は，川崎病の診断基準を満たすが本質的に異なる病原因子がアジアと欧米の間に存在し異なる病態を生じさせている可能性，川崎病とは異なる血管炎疾患，たとえば小児における結節性多発動脈炎が川崎病として病理学的検索対象に入れられている可能性がある．

▶ 急性期川崎病冠動脈炎の病理組織像

急性期川崎病の冠動脈炎は全経過およそ6週間の

急性炎症性推移を呈する．これらは大きく3期に分類可能である[1]．

1. 第1期 動脈炎のはじまり（発症後6〜8日）

冠動脈炎のもっとも初期像は，動脈中膜の水腫性疎開性変化とよばれる変化である．これらは発症後6〜8病日死亡症例で観察され，中膜平滑筋細胞の変性とともに平滑筋細胞が水腫のために離開する．しかし，炎症細胞浸潤はまだみられない．この後，ただちに内膜と外膜側にリンパ球や単球/マクロファージの浸潤が観察されるようになる．

2. 第2期 汎血管炎から動脈瘤の形成まで（発症後8〜12日）

8〜10病日頃，炎症細胞は内膜，外膜両側から内・外弾性板を越え中膜に達し，動脈壁全層の炎症すなわち汎動脈炎に至る．内弾性板は断裂するが動脈構築はほぼ保たれ，動脈拡張には至らない．この時期の血管病変内に出現する細胞はCD68陽性単球/マクロファージに加えて抗好中球エラスターゼ抗体陽性の分葉白血球が相当数出現しており，病初期の内皮細胞や平滑筋細胞，細胞間マトリックスなどに対する血管壁傷害には単球/マクロファージとともに好中球から産生，分泌される蛋白分解酵素や活性酸素などが大きく関与していると考えられる[8]．

汎血管炎は速やかに動脈全周に波及し，内弾性板や中膜などの動脈構造を保つうえで重要な成分は著しく傷害される結果，発症後12病日頃風船が膨らむように動脈の拡張が生じる．動脈瘤は冠動脈の起始部や分岐部に生じやすく，球状，紡錘状の瘤として認識されるが，瘤が多発する場合には数珠状あるいはソーセージ状の拡張を示す．

3. 第3期 炎症極期から消退へ（発症後2〜6週）

炎症極期，すなわち単球/マクロファージを主とする著しく高度の炎症細胞浸潤は約2週間継続した後，26病日頃からに徐々に消退していき40病日頃には血管炎は終焉を迎える．

▶ 急性期冠動脈炎の合併症

急性期川崎病剖検例においては約90%に冠動脈瘤の形成を認め，その多くで瘤内に血栓性閉塞像が観察される[9]．また，動脈瘤破裂による心タンポナーデが総剖検数の約11%に存在する．一方，冠動脈瘤非形成症例においてもその多くに動脈壁構築破綻に至らない程度の炎症が観察されることから，後遺症なく治癒する多くの川崎病罹患症例においても急性期にはさまざまな程度の冠動脈炎が生じていると推測される．また，心筋における炎症細胞浸潤も急性期死亡の大多数の症例で確認されており，特に病初期の剖検例のなかには炎症細胞浸潤による刺激伝導系傷害が死因と推定される症例が存在する[10]．

➤ 文献

1) 増田弘毅，他：脈管学 1981；21：899-912
2) Naoe S：J Soc Kinki Area Kawasaki Dis Res 1987；9：1-3（in Japanese）
3) Amano S, et al.：Jpn Circ J 1979；43：741-748
4) Amano S, et al.：Acta Pathol Jpn；30：681-694
5) Hamashima Y：Tr Soc Path Jap 1977；66：59-92（in Japanese）
6) Landing BL, et al.：Am J Cardiovasc Pathol 1987；1：218-229.
7) Orenstein JM, et al.：PLoS One 2012；7：e38998
8) Takahashi K, et al.：Periatr Int 2005；47：305-310
9) Takahashi K, et al.：Circ J 2012；76：964-970
10) Harada M, et al.：Histopathology 2012；61：115611-115667

〔髙橋　啓，大原関利章〕

索引 Index

川崎病診断の手引きガイドブック 2020

ISBN978-4-7878-2431-8

2020 年 4 月 1 日　初版第 1 刷発行

編　　集	日本川崎病学会
発 行 者	藤実彰一
発 行 所	株式会社　診断と治療社
	〒100-0014　東京都千代田区永田町 2-14-2　山王グランドビル 4 階
	TEL：03-3580-2750（編集）　03-3580-2770（営業）
	FAX：03-3580-2776
	E-mail：hen@shindan.co.jp（編集）
	eigyobu@shindan.co.jp（営業）
	URL：http://www.shindan.co.jp/
表紙・巻頭デザイン	松永えりか
印刷・製本	三報社印刷株式会社

© 日本川崎病学会, 2020. Printed in Japan.　　　　　　　　　　　　　　　[検印省略]
乱丁・落丁の場合はお取り替えいたします．